NEREA ZOROKIAIN GARÍN

LA COCINA PROBIÓTICA

Recetas fáciles, sanas y deliciosas para cuidar tu microbiota

Grijalbo

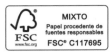
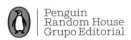

Penguin
Random House
Grupo Editorial

Primera edición: junio de 2022

© 2022, Nerea Zorokiain Garín, por el texto y las fotografías de recetas e introducción
Los derechos de la Obra han sido cedidos mediante acuerdo con International Editors'Co. Agencia Literaria
© 2022, Penguin Random House Grupo Editorial, S.A.U.
Travessera de Gràcia, 47-49. 08021 Barcelona

Printed in Spain — Impreso en España

ISBN: 978-84-253-6251-4
Depósito legal: B-5488-2022

Corrección y ordenación de los textos por parte de Saoia Esparza
Fotografías cedidas por: p. 50 y p. 56 (Marco Fonseca) © Mário Cerdeira; p. 54 (Dúnia Malet) © Laia Cantenys;
p. 72 (Ana Laura Duarte) © Gorka Beunza; p. 82 (Amanda Bataller), © Laia Molina; p. 94 (Amanda Franco) © Olga Guarddon;
p. 100 (Kirsten K. Shockey) © Ander Iribarren; p. 118 (Isa Gil) © Isa Gil; p. 124 (Alf Mota), © Alicia Calle;
p. 142 (Almudena Montero), © Nerea Zorokiain Garín; p. 164 (Patricia Restrepo) © Gala Botero;
p. 168 (Sandor Ellix Katz) © Ander Iribarren; p. 186 (Paula Azevedo) © Casa Fortunato Photo Collection

Compuesto por Roser Colomer
Impreso en Gráficas 94, S.L.
Sant Quirze del Vallès (Barcelona)

GR62514

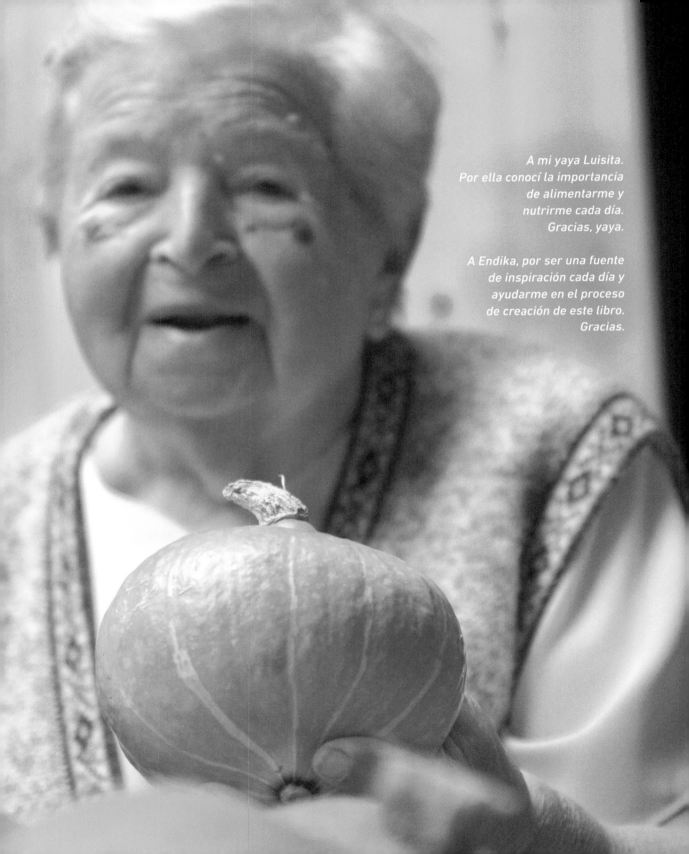

A mi yaya Luisita.
Por ella conocí la importancia
de alimentarme y
nutrirme cada día.
Gracias, yaya.

A Endika, por ser una fuente
de inspiración cada día y
ayudarme en el proceso
de creación de este libro.
Gracias.

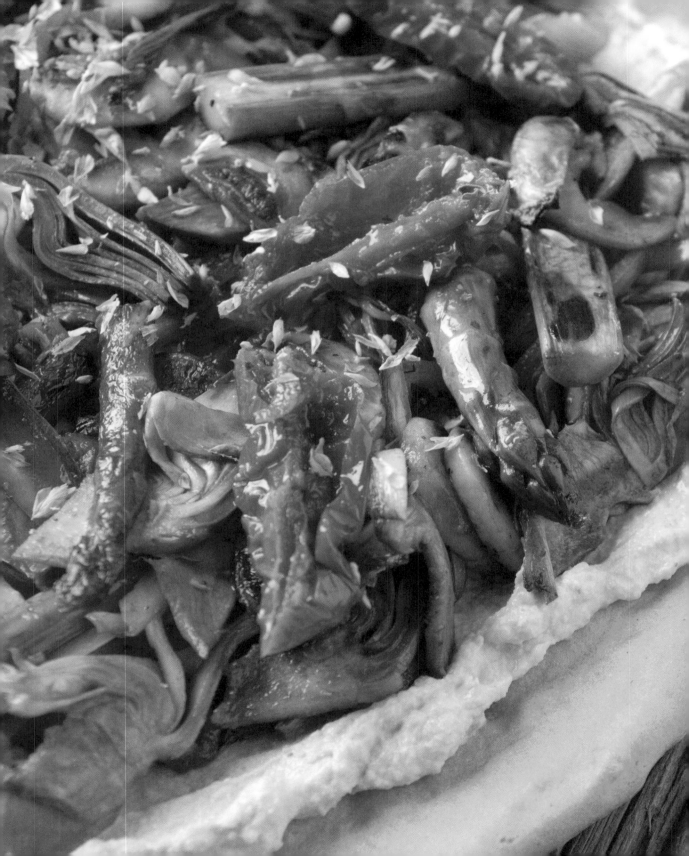

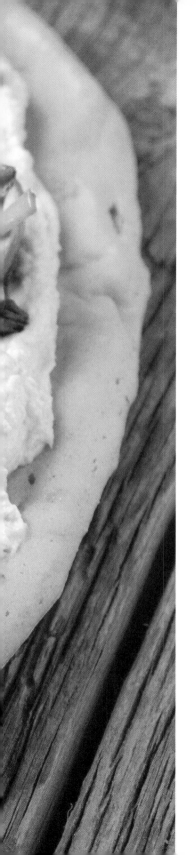

Introducción

¿Por qué este libro de alimentación probiótica?

Una de las preguntas que más se repite cuando ofrezco cursos, charlas, talleres y otros encuentros sobre fermentación es: ¿por qué es tan importante el consumo de alimentos fermentados? Y mi respuesta siempre ha sido la misma: «El sistema digestivo es el templo de nuestra salud».

Hace ya un tiempo que publiqué mi primer libro, el cual trataba sobre alimentos fermentados, y desde entonces hasta ahora he sentido la necesidad de ahondar más en la relación entre alimentación, sistema digestivo y salud.

Por eso, para apoyar la divulgación que hago sobre fermentación y aportar soluciones a los problemas específicos que les surgen a las personas, he dedicado cada vez más tiempo al estudio del microbioma y al funcionamiento de nuestro sistema digestivo en relación con los microorganismos que habitan en él. De esta forma, he ido comprendiendo qué sucede cuando en nuestra dieta introducimos no solo fermentados, sino todo tipo de alimentos que hacen que nuestra microbiota prolifere y se sienta sana.

Y el resultado de todo ese proceso es este libro, con el que quiero que descubras una forma práctica de relacionarte con tu microbioma para que goces de buena salud: la cocina probiótica.

Todo empieza por comprender que, como seres humanos, somos un ecosistema. Entonces, también entendemos que solo debemos darle las condiciones adecuadas a nuestro sistema digestivo para que recupere el equilibrio de forma natural. Y la alimentación probiótica está específicamente pensada para ello, para proteger el hábitat que los microorganismos de nuestro sistema digestivo necesitan.

En la naturaleza todo tiene tendencia al equilibrio, y esto se aprecia muy fácilmente cuando observamos cómo evoluciona un paisaje con el paso del tiempo. Puede haber lluvias torrenciales, sequías de largos meses o incluso huracanes que arrasan con todo, pero con el tiempo, si se vuelven a dar las condiciones adecuadas, ese paisaje volverá a ser el mismo que era. Las semillas que allí quedaron y los animales que estaban relacionados con ese espacio volverán, y el ecosistema se recuperará por sí solo.

Sin embargo, si esas lluvias torrenciales, sequías de largos meses o huracanes se repitieran sin parar, llegaría un punto de no retorno. Por mucho que las condiciones fueran iguales, esas semillas ya no volverían a crecer y, en consecuencia, los animales buscarían otros lugares donde habitar.

Lo mismo ocurre con nuestro sistema digestivo y con los microorganismos que lo habitan según el tipo de alimentación que sigamos. Por eso, voy a explicarte que la alimentación tradicional funciona para mejorar la salud, como

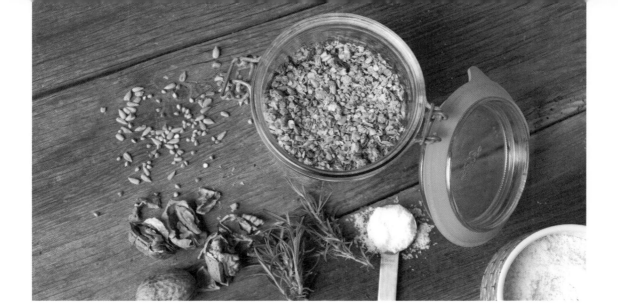

confirman los últimos estudios científicos sobre microbiota, a fin de que comprendas qué pasa en tu interior con todos esos bichitos que te acompañan cuando comes.

Quizá te parezca que lo que cuento en este libro es algo nuevo, pero te aseguro que las terapias con probióticos y con microorganismos se llevan utilizando desde el Paleolítico, cuando se encuentran las primeras señales de conservación de alimentos mediante fermentación. Aunque en aquella época no eran conscientes de lo que sucedía bajo un microscopio, sí sabían que al tomar ciertos alimentos el sistema digestivo se recuperaba. Sabían que eran capaces de no contraer ciertas enfermedades o que podían recuperarse de otras al consumir un tipo de alimentos.

Lo cierto es que nuestro organismo se alimenta de lo que respiramos, de lo que comemos y de todos los estímulos externos a los que estamos expuestos. Y en nuestra mano está elegir qué comemos.

En definitiva, con este libro quiero que llegues a ser consciente de que, además de una persona, eres un *holobionte*: un ecosistema lleno de vida

y de billones de microorganismos sin los cuales no serías capaz de llevar a cabo procesos vitales básicos. Así que no olvides que tanto tú como ellos formáis parte del mismo ecosistema y que tenéis una relación de interdependencia.

«Que tu alimento sea tu medicina y tu medicina, tu alimento». Hipócrates.

Mi propia experiencia

Asimilamos los conocimientos cuando practicamos sobre nosotros mismos. Y, aun así, nunca sabremos si esos conocimientos son válidos para otra persona en una situación similar a la que nosotros estamos viviendo.

En mi trabajo, sigo el principio del *non credo*, un punto de vista que me hace practicar todo aquello que luego aplico en charlas, cursos, consultas o asesorías. Es decir, este principio hace que, cada vez que recibo una información, esta tenga que pasar mi propio filtro para así aceptarla dentro de mis creencias; además, me encanta añadir lo de «llevarla a la práctica» para así sentir qué sucede con toda esa información.

Cada día recibimos cientos de miles de mensajes: «Esto es bueno para tal», «Esto es bueno para cual», «Esto es un veneno» o «Esto te salvará»; demasiada información que muchas veces es contradictoria o que no nos sirve en nuestras circunstancias.

Según mi experiencia personal y la de casos cercanos, se pueden contar por cientos las personas que han recuperado su salud digestiva —y muchas veces su salud integral— a través de la alimentación. Sin embargo, no va a cambiar nada si no modificamos nuestros hábitos en el día a día. Podemos hacer dietas milagro, depurativas, tomar cientos de medicamentos..., pero la clave está en hacer cambios duraderos, ya que, por pequeños que sean, esos cambios a los que apenas damos importancia pueden lograr una gran transformación cuando son a largo plazo y ser la clave para que gocemos de buena salud y sintamos felicidad.

Como me gusta practicar todo aquello que luego recomiendo, si oigo, por ejemplo, que dejar de comer harinas mejora nuestro tránsito intestinal, lo pruebo; si me cuentan que consumir alimentos fermentados también lo mejora, lo pruebo, y si dicen que beber agua con limón por la mañana es bueno, lo pruebo. Además, si se producen avances en la ciencia, los intento comprender desde un punto de vista global, y no como algo separado de lo que nos rodea.

De esta forma, he ido creando mi propia visión de la alimentación desde hace unos años: practicando conmigo misma y viendo resultados en otras personas.

Nadie te conoce mejor que tú. Te digan lo que te digan, tu propia experiencia y autoconocimiento tienen más valor que las opiniones ajenas. Y comprender cómo funciona tu cuerpo, que es la carcasa que habitas y compartes con billones de microorganismos, te da la posibilidad de darte en cada momento aquello que necesitas.

A lo largo de mi trayectoria, he observado que soluciones que daba a una persona no funcionaban para otra, y remedios que servían a otros no me valían a mí. Por eso, hay una idea básica que debemos asimilar: «Cada ser vivo es un ecosistema único con sus propias características y peculiaridades».

Lo que me sirve a mí y a mi ecosistema probablemente no sea válido para una persona que ha nacido en otro lugar y cuyos antepasados tenían una alimentación y estilo de vida totalmente opuestos a los míos. Porque al nacer no solo recibimos la información genética de nuestros antepasados, sino también la del ecosistema, principalmente a través de la lactancia materna. Además, parte de esta información del ecosistema que recibimos puede ir variando a lo largo de la vida, dependiendo de aquello que nos rodea, adaptándose a los cambios de nuestro entorno. De hecho, nos adaptamos rápidamente y en cada momento a las características del ecosistema en el que nos encontramos gracias a los cambios en nuestro bioma.

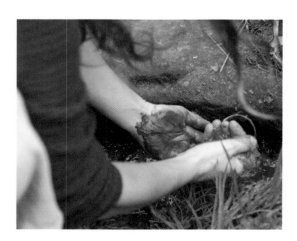

Mi experiencia me ha enseñado que una alimentación basada en alimentos sin procesar crea salud porque nuestro organismo comprende aquello que está recibiendo de la naturaleza, porque es estructural y energéticamente similar. Así, es capaz de procesarlo y poner cada molécula de cada nutriente en su lugar; de esta forma, damos de comer a cada uno de los seres de nuestro ecosistema.

La cantidad necesaria de cada uno de los nutrientes variará dependiendo de la naturaleza de cada ser vivo. Las vacas, biológicamente, necesitan comer hierba; los leones, carne, y el ser humano, dependiendo del lugar en el que haya nacido, tendrá unas necesidades u otras. Pero te aseguro que puedes vivir con los alimentos que te rodean, sin ir más lejos. Tus antepasados así lo hicieron, y tú estás aquí por esa gran sabiduría que ellos demostraron al observar la naturaleza y confiar en ella.

> Espero que mi experiencia te ayude a encontrar respuestas a las dudas o dificultades que te surjan y, de esta forma, también cuides tu ecosistema interior y lo que te rodea.

Claves de la alimentación probiótica

Según la definición de la OMS, los probióticos son «microorganismos vivos que cuando son suministrados en cantidades adecuadas promueven beneficios en la salud del organismo anfitrión».

Una alimentación probiótica es, pues, la que fomenta el crecimiento de microorganismos

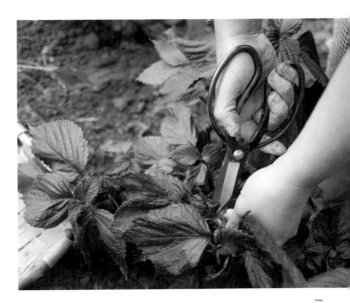

beneficiosos para nuestro sistema digestivo —conocidos como microbiota— gracias a los que somos capaces de realizar funciones vitales básicas como la nutrición o las propias del sistema inmune.

Beneficios de la alimentación probiótica

La alimentación probiótica ofrece dos grandes beneficios: por un lado, contiene microorganismos que repueblan las paredes de nuestro sistema digestivo y, por otro, ayuda a que proliferen los microorganismos ya presentes en nuestro interior, creando así una microbiota sana y diversa. Es decir, llevar este tipo de alimentación es una buena idea porque tiene como efecto la buena salud de nuestra microbiota, tanto por proliferación como por implantación: favorece la diversidad de microorganismos y crea un espacio en el cual estos pueden trabajar para que seas capaz de nutrirte con aquellos alimentos que comes, y así el resto de tu organismo estará nutrido a su vez.

Incluir alimentos fermentados ricos en probióticos y alimentos que fomenten la proliferación de microorganismos beneficiosos en tu sistema te hará gozar de grandes beneficios.

Cuando nuestra microbiota está saludable:

- Podemos digerir los alimentos y nutrirnos de ellos. Una intolerancia es la incapacidad de nuestro sistema digestivo para digerir, metabolizar o asimilar los alimentos, y todo ello está directamente relacionado con la microbiota. Gran parte del trabajo de descomposición de lo que comemos tiene que ver con los microorganismos que nos habitan.
- Mejoran los problemas del sistema digestivo, ya que la microbiota forma parte de este, y aquel no puede realizar sus funciones si no dispone de una buena carga y variada cantidad de microorganismos.

- Aumentamos la capacidad de una buena respuesta del sistema inmune porque este está directamente relacionado con el sistema digestivo. En él se aloja alrededor del 80 % del sistema inmune.
- Podemos regular el peso de forma natural, puesto que, dependiendo de nuestra microbiota, la cantidad de calorías que somos capaces de asimilar varía. Una microbiota alterada está relacionada con exceso de peso.
- Gozamos de equilibrio emocional, ya que existe una conexión directa entre el cerebro y el intestino grueso.

¿Qué es la microbiota?

La microbiota es el conjunto de microorganismos que habitan nuestro cuerpo en simbiosis con nosotros. Son esos bichitos microscópicos que desempeñan un papel fundamental en nuestra salud y que hacen que seamos capaces de sobrevivir en nuestro entorno.

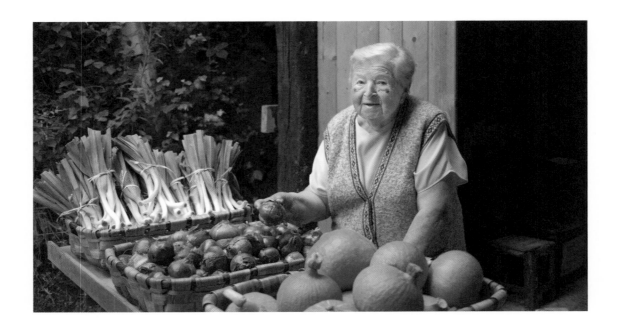

Cuando hablo de microbiota, no solo me refiero a la que está alojada en nuestro sistema digestivo; esa es la más grande en diversidad de especies y número de microorganismos, pero no es la única. Todo nuestro cuerpo está en contacto con el exterior, todas sus partes alojan una comunidad de microorganismos que nos ayudan a mantener en buen estado cada una de esas zonas.

Dentro de la microbiota podemos diferenciar entre:

- Microbiota autóctona: la que convive en nuestro organismo de forma natural.
- Microbiota alóctona: aquella que se encuentra en otros hábitats y se aloja en nuestro organismo de forma transitoria.

Como hemos comentado antes con brevedad, la microbiota está directamente relacionada con factores genéticos. Todos los seres humanos nacemos con una microbiota única que, a partir del nacimiento, también depende del entorno, empezando por el contacto directo que mantenemos con nuestra madre, con su dieta y con su estilo de vida.

Aunque pensemos que nuestra microbiota es prácticamente estática, en realidad cambia según diferentes factores, como la toma de antibióticos, los viajes, etc. Sin embargo, estos pequeños cambios tienden a desaparecer, y la microbiota anterior suele volver. Las nuevas situaciones (factores) deben permanecer durante largo tiempo para que la microbiota cambie completa y definitivamente.

Por lo tanto, podemos decir que la microbiota es:

- Latente, porque nos acompaña a lo largo de toda la vida.
- Transitoria, porque depende de otros factores va cambiando según la alimentación, el estilo de vida y otras circunstancias ambientales.

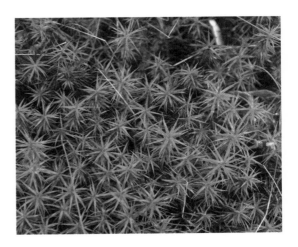

En concreto, el lugar del cuerpo en el que habita mayor cantidad de microorganismos es el colon, porque su falta de oxígeno hace de él un sitio maravilloso para que estos fermenten y proliferen correctamente. La microbiota del colon la constituyen, sobre todo, cinco filos de los más de cien que existen en la naturaleza. Estos son:

1. Firmicutes
2. Bacteroidetes
3. Actinobacteria
4. Proteobacteria
5. Verucorrubia

Y representan el 90 % del ecosistema que habita en el sistema digestivo.

Además de realizar funciones en el propio proceso de digestión y de cuidar de nuestro sistema digestivo, la microbiota produce sustancias con capacidad antibiótica. Un ejemplo es el ácido láctico, que protege la zona vaginal de la cándida, ya que ambos son incapaces de habitar el mismo entorno.

La microbiota puede verse afectada por diferentes causas que crean falta de diversidad y cantidad de microorganismos. A esta alteración se la denomina *disbiosis* y se produce por:

- Poco contacto con microorganismos
- Higiene excesiva
- Consumo de antibióticos
- Consumo de antimicrobianos
- Consumo de antifúngicos

Entre los problemas que pueden derivarse de un mal estado de la microbiota están la mala digestión, la hinchazón abdominal, trastornos como colon irritable o síndrome del intestino inflamado, enfermedades relacionadas con el sistema inmunológico y las famosas intolerancias.

Se puede decir que el origen de las intolerancias no está en nuestro genoma, sino que responde al mal estado de nuestra microbiota. Por ejemplo, aunque de forma natural y desde hace miles de años hemos evolucionado para comer alimentos como trigo o soja, ahora estos se consideran altamente alérgicos. Y es que el problema no viene de los alimentos, sino de nuestra incapacidad para digerirlos como llevábamos haciendo desde hace siglos.

Hoy en día, no hay una fórmula universal para mantener una microbiota sana, ya que esta está directamente relacionada con el genoma. Así, lo que es sano para una persona puede ser perjudicial para otra, y esto hace que sea imposible definir una única fórmula.

Antes, se creía que ciertas bacterias eran perjudiciales, pero ahora se sabe que en muchos casos pueden ser beneficiosas. Por ejemplo, *Helicobacter pylori* está relacionada con la posibilidad de desarrollar cáncer gástrico, pero también con la prevención del reflujo y del cáncer de esófago. El problema no son las bacterias en sí, sino la cantidad, la variedad y su localización dentro del sistema digestivo.

Así pues, recuerda que cada una de las partes de nuestro cuerpo que está en contacto con el exterior tiene una microbiota específica formada por gran variedad de microorganismos relacionados con el entorno en el que viven. Dar a cada uno aquello que necesita es lo que nos ayudará a gozar de buena salud general.

La clave para una microbiota sana es dar a los microorganismos de nuestro sistema digestivo lo que necesitan.

¿Cómo es el proceso de digestión de los alimentos?

Uno de los procesos biológicos más importantes para la mayoría de los seres vivos es el proceso de nutrición; es decir, cómo somos capaces de asimilar los nutrientes necesarios para que nuestro cuerpo funcione correctamente.

A veces, pensamos que lo que sucede en nuestro interior son procesos tan complicados que no vamos a comprenderlos, pero no tiene por qué ser así. Empecemos paso a paso, viendo cómo se produce la digestión de los alimentos.

La digestión está dividida en dos procesos que suceden a la vez, pero que son muy diferentes:

- El primero está relacionado con la parte mecánica, que es la encargada de descomponer los alimentos en partículas diminutas, mezclarlas con los jugos digestivos, hacerlas avanzar por el tubo digestivo y eliminarlas del cuerpo.
- El otro proceso es el relacionado con la química, encargada de descomponer las grandes moléculas de los alimentos en nutrientes absorbibles. De esta forma, las moléculas son capaces de atravesar la mucosa intestinal y llegar a la sangre y a la linfa. Las enzimas son las proteínas responsables de la descomposición química de las mo-

léculas más grandes en otras más pequeñas. Cada una de estas enzimas acelera la degradación de ciertos nutrientes. Así, las enzimas responsables de descomponer las grasas no afectan a las proteínas o a los hidratos de carbono.

Vamos a ver ahora cómo funciona el sistema digestivo de una forma sencilla, tal y como se lo cuento a mis hijas.

Cada vez que comes, lo que se produce en tu sistema digestivo es un banquete donde billones de bichitos se lo pasan genial y son capaces de hacer bien su trabajo si les das lo que les gusta. Imagínate tu comida preferida; seguro que la estás viendo en un plato, o en tu mano si es una pieza de fruta. Sea lo que sea, eso que te vas a comer tiene sabor, olor, textura y, seguramente, muchos colores, pero además está lleno de energía y de moléculas.

Asimismo, un alimento es como una especie de cadena en la que cada uno de los eslabones que la forman es un nutriente diferente: unos eslabones son hidratos de carbono; otros, proteínas, minerales, vitaminas... Dependiendo del alimento, la cadena va a tener más nutrientes de un tipo que de otro. Así, si eliges una legumbre, tendrás una buena cantidad de eslabones de proteínas en la cadena; si eliges un cereal, como arroz integral, tendrás una larga cadena de hidratos de carbono. Cada alimento aporta a nuestro sistema diversas moléculas que necesita para funcionar. Por ejemplo, el hierro es fundamental para el desarrollo del cuerpo, los huesos necesitan calcio, los hidratos de carbono de cadena molecular larga nos proporcionan energía..., y así sucede con los nutrientes.

Como acabamos de ver, el sistema digestivo trabaja de forma mecánica y química para trocear los alimentos hasta convertirlos en moléculas únicas y transportarlas hasta el lugar que corresponde. En cambio, si los bichitos no pueden hacer bien su trabajo y esas reacciones mecánicas y químicas no se producen, el cuerpo no es capaz de descomponer los alimentos y, en consecuencia, tú no puedes asimilar aquello que comes. Por lo tanto, tu organismo se va a quedar falto de nutrientes y comenzarás a sentir debilidad en algunas partes del cuerpo.

De ahí viene la importancia de asimilar aquello que comemos; porque no somos lo que comemos, somos lo que somos capaces de asimilar. Aunque tomes una comida estupenda: bien cocinada, ecológica y llena de nutrientes..., si no puedes asimilarla, no te va a servir de nada.

Para que tu sistema digestivo funcione correctamente, tienes que cuidarlo, y para eso es necesario que lo veas como parte de ti. Nos pasamos el día mirándonos la piel, el pelo u otras partes del cuerpo, pero pocas veces nos observamos por dentro. Párate a pensar. Cada vez que ingieres comida es como si estuvieras poniéndola en tu piel interior. Es probable que nunca lo hayas pensado, pero es así. ¿Te pondrías algo en la piel que sabes que no es bueno? ¿Echarías a tu coche gasolina en vez de diésel o al contrario? ¿Regarías una planta con una

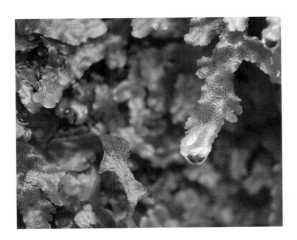

bebida gaseosa sabiendo que la perjudica? Muy probablemente no.

Sin embargo, en los países desarrollados, hemos añadido muchos alimentos a nuestra alimentación que son perjudiciales para la salud. Entre ellos, la mayor parte de los productos procesados y ultraprocesados. Alimentos que, en algunos casos, el cuerpo no es capaz de reconocer porque no están presentes en la naturaleza.

No obstante, la mayor parte de nuestra alimentación debería estar pensada para el cuidado de nuestro organismo y, por lo tanto, también para el cuidado del sistema digestivo. Es hora de cuidar y mimar nuestro sistema digestivo como si fuera nuestra piel, de darle esos alimentos que van a hacer que se den las condiciones adecuadas para vivir y relucir, y así pueda descomponer esas cadenas y sea capaz de nutrirnos por dentro y por fuera.

> Cuando gozamos de buena salud interna, se nota en nuestro aspecto, en nuestras emociones y en nuestro estado en general.

Los diferentes tipos de dietas y nuestra salud

A lo largo de la historia, hemos vivido de diferentes formas, y nuestros hábitos, tanto alimentarios como de estilo de vida en general, se han ido adaptando a cada una de estas nuevas circunstancias.

En cuanto a nuestros hábitos dietéticos, hoy en día podemos dividir la alimentación en dos grandes grupos: las dietas de los países más desarrollados económicamente y las de los países que mantienen sus costumbres desde hace siglos. Muchos estudios se centran en observar estos dos grandes grupos de dietas y en comparar su repercusión en nuestra salud. Y se pueden sacar conclusiones claras y sorprendentes.

Si nos fijamos en los países más desarrollados económicamente, observamos que su dieta ha ido modificándose y se ha incrementado la cantidad de azúcares simples, presentes sobre todo en los productos procesados. Además, se ha producido un gran aumento del consumo de proteínas y lípidos, también relacionado con los productos procesados.

Este cambio de dieta, a su vez, ha ido modificando el estado de nuestra microbiota y de todos los microorganismos que la componen. Y esto es debido a que, dependiendo de las condiciones, se desarrollarán más algunos de esos bichitos que otros. Por otro lado, vemos que algunos de estos microorganismos están relacionados con enfermedades específicas, en su mayoría las denominadas enfermedades de los países desarrollados.

Sin embargo, esto no significa que los alimentos de las dietas occidentales sean malos, ni que debamos dejar de consumirlos; es solo que estamos tomando cantidades a las que nuestro organismo no ha sido capaz de adaptarse en un periodo de tiempo tan corto. Y ya sabemos que cada animal tiene unas necesidades biológicas específicas: los leones necesitan carne, las vacas necesitan hierba... ¿Te imaginas a un león comiendo lechuga o a un koala comiendo carne? Doy por hecho que la respuesta es no. Entonces, ¿por qué los seres humanos nos hemos olvidado de nuestras necesidades biológicas y comemos con tan poco criterio?

Hoy en día, disponemos de tanta información y tantas soluciones a problemas que padecemos que nos dejamos llevar por las opiniones o experiencias de otras personas. Además, si tenemos en cuenta las diferencias genéticas que nos hacen únicos y el hecho de que el planeta

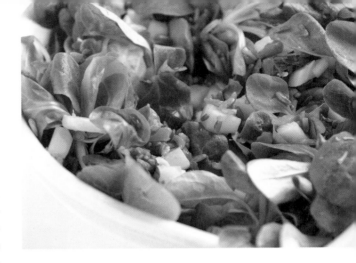

nos ofrece diferentes recursos en función de donde vivimos, es muy complicado que haya una dieta perfecta al cien por cien para toda la humanidad. Por eso es tan difícil ponerse de acuerdo con el tipo de alimentación.

Sin embargo, si has leído hasta aquí, ya sabrás que tu microbiota depende de tus genes, lo que significa que, si quieres alimentar a tus microorganismos para que funcionen correctamente, tendrás que buscar una dieta que se adapte a tus necesidades propias. Eso no significa que pierdas la cabeza en el intento, ya que, para lograrlo, lo principal es que tu dieta esté dentro de unos parámetros adaptados a las necesidades del ser humano. De lo contrario, tu sistema digestivo no sabrá qué hacer con aquello que estás comiendo, y todo ese ecosistema que tienes en tu interior comenzará a modificarse o a no asimilar aquello que comes.

Por todo esto, la base de tu dieta debe partir del conocimiento de tus necesidades como ser humano y de lo que tienes a tu alrededor:

- El origen del alimento
- La calidad de este
- La cantidad de nutrientes
- La capacidad de asimilación de tu organismo

Entre los nutrientes básicos que se encuentran en una dieta equilibrada para el ser humano, tenemos los hidratos de carbono de largas cadenas moleculares —también llamados polisacáridos—, las proteínas, los lípidos o grasas —que pueden ser saturadas o insaturadas— y las vitaminas y minerales. Dependiendo del origen, la calidad y la cantidad de estos nutrientes, gozaremos de una buena salud digestiva y de una microbiota saludable, ya que alimentaremos a los microorganismos que la componen. Por el contrario, si no les das de comer, buscarán otros recursos a su alrededor para sobrevivir,

generando daños o alteraciones en tu sistema digestivo.

Volviendo a los dos grandes tipos de dietas, se sabe que ciertos componentes de la alimentación de los países desarrollados son transformados en compuestos carcinogénicos por la microbiota intestinal; entre ellos, las carnes y las grasas, que, si no están bien combinadas con el resto de los alimentos, pueden ser perjudiciales. Y también se sabe que el consumo de polisacáridos que son capaces de llegar hasta nuestro intestino grueso hace que proliferen ciertas bacterias antiinflamatorias, como nuestras compañeras de viaje: *Faecalibacterium*, *Blautia*, *Roseburia* y *Bifidobacterium*. Y las dietas tradicionales son ricas en polisacáridos, presentes en forma de cereales, legumbres y vegetales.

Por todas estas razones, volver a la alimentación de nuestros antepasados observando nuestras características específicas y biológicas es la forma más adecuada de alimentarse para cuidar nuestra salud y la de nuestra microbiota.

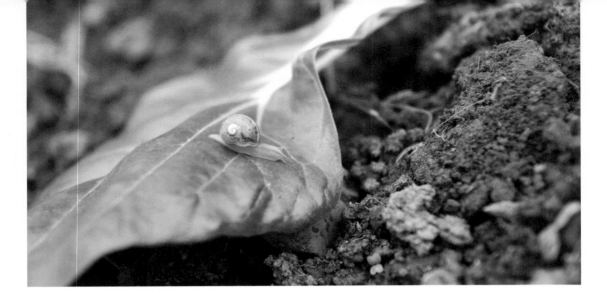

¿Qué comen las bacterias? Los alimentos como forma de recuperación de la microbiota

Espero que te hayas dado cuenta de que, cuando comes, no solo lo haces para ti, sino también para los billones de microorganismos que habitan en tu cuerpo. Y que tengas claro que debes cuidarlos tanto como te cuidas tú. Por eso te voy a explicar ahora qué les gusta comer y cómo se alimentan.

Como hemos visto, los probióticos son esenciales para la salud de la microbiota. Y los alimentos fermentados son excelentes probióticos que los seres humanos llevamos consumiendo desde hace muchísimo tiempo, aunque parte de esta cultura se perdió por el uso extendido de los antibióticos y por el pánico a todos los microorganismos en general.

Se cree que el cultivo de los alimentos se inició en el Neolítico, ya que por aquel entonces pasamos de ser cazadores a formar sociedades agrícolas y ganaderas, y el excedente en las cosechas, junto con momentos de falta de alimentos, hizo que buscáramos recursos para su conservación.

También se sabe que en estas sociedades los fermentados se utilizaban para tratar afecciones digestivas. De hecho, existe constancia de que este tipo de alimentos se llevan utilizando para la recuperación de la microbiota desde el año 76 a. C. Aunque durante mucho tiempo no se supo qué es lo que sucedía con las bacterias, con la aparición de microscopios y demás innovaciones, entendimos más en detalle cómo trabaja este ecosistema y nos dimos cuenta de que esta comunidad cumple una función vital en el organismo.

La microbiota depende sobre todo de lo que ingerimos, pero, cuando no tiene comida suficiente, los microorganismos comienzan a alimentarse de la mucosa que recubre el epitelio y acaban causando daños directamente relacionados con nuestra salud. Por este motivo, es tan importante que comprendamos que, además de alimentarnos a nosotros, tenemos la necesidad de alimentar a esta comunidad, cosa que no hacemos siguiendo dietas occidentales. La alimentación globalizada está basada en la comodidad, y no en las necesidades de nuestro organismo.

En los últimos cien años, nuestra dieta ha cambiado tanto que existen patologías relacionadas con nuestros nuevos hábitos alimentarios. Hace setenta años, tomábamos el doble de fibra que hoy en día, y el consumo de alimentos de origen vegetal ha caído bruscamente.

Cuando observamos las comunidades en las cuales se siguen manteniendo las tradiciones culinarias de la zona, vemos que la mayoría de las enfermedades relacionadas con el sistema digestivo no existen o no se han desarrollado tanto como en los lugares en los que la alimentación ha dado un gran giro en las últimas décadas.

Tanto ha cambiado nuestra alimentación que muchos de los alimentos que consumimos no proceden del lugar donde vivimos. Y esto tiene una repercusión directa en el estado de nuestro sistema digestivo, porque nuestra microbiota autóctona está acostumbrada a los alimentos de su entorno y los necesita. Es más, la microbiota crea anticuerpos en equilibrio con nuestro entorno y nos ayuda a adaptarnos a él y a protegernos de los posibles patógenos. Lo que la naturaleza nos da en cada zona y en cada estación es justo lo que necesitamos. Por esta razón, nuestros antepasados sobrevivieron y hemos evolucionado tal y como hemos hecho en los últimos siglos hasta llegar donde estamos ahora.

Entre los componentes más importantes de los alimentos para mantener una buena microbiota, tenemos los prebióticos, que son ciertas fibras presentes en los alimentos. En concreto, son las fibras que no somos capaces de digerir y que en su mayoría van acompañadas de polisacáridos o hidratos de carbono de combustión lenta. Los prebióticos estimulan selectivamente la proliferación de cierto grupo de bacterias; de esta forma, ejercen un beneficio en la salud y en el estado de nuestro sistema digestivo. Cuando consumimos prebióticos, favorecemos que la microbiota que ya reside en nuestro sistema digestivo haga cambios de composición o metabólicos beneficiosos para su desarrollo y crecimiento.

Como hemos visto antes, aunque a lo largo de todo nuestro sistema digestivo existen comunidades de microorganismos, es el intestino grueso el que más cantidad de ellos aloja. Estos microorganismos se pegan a los fragmentos de polisacáridos que no hemos digerido y segregan enzimas. Entonces, se generan gases y ácidos orgánicos que son capaces de descomponer las fibras para que asimilemos parte de ellas y también para que los microorganismos se alimenten y gocen de buena salud.

Entre los ácidos que se generan en esta parte del sistema digestivo para que podamos fabricar macromoléculas, y con ellas las estructuras celulares y tisulares, están los siguientes:

- Ácido acético
- Ácido láctico
- Propiónico
- Butírico

Estos son absorbidos por las células intestinales para llevar a cabo este proceso y, además, se utilizarán como fuente de energía.

La mayoría de las fibras consumidas por la microbiota en el intestino grueso son hidratos de carbono de cadena molecular larga, polisacáridos sin almidón, como la celulosa y la pectina, y almidones resistentes. Por ejemplo, encontramos hidratos de carbono de cadena molecular larga en cereales y legumbres, celulosa y pectina en frutas y verduras, y almidones resistentes en el boniato y otras raíces.

Así pues, para alimentar a nuestra microbiota y gozar de una buena salud digestiva, algo que debemos tener en cuenta es el consumo de fibra en su forma natural, porque un alimento que no ha sido procesado nunca trabajará de la misma forma que un alimento al que le han eliminado su fibra natural y al que luego se le ha añadido otra. De esta forma, cuando nuestra dieta es rica en fibra, nuestras posibilidades de tener buen peso y gozar de buena salud se incrementan de forma espectacular. Y eso ocurre porque la calidad y el estado de salud de nuestra microbiota determina nuestra capacidad para extraer energía de los alimentos y, dependiendo de cómo está nuestra microbiota, podemos, por ejemplo, engordar o adelgazar. Además, podría decirse que, si ingerimos una buena cantidad de fibra al mismo tiempo que otros alimentos que podrían ser perjudiciales, como grasa o azúcar en grandes cantidades, su impacto negativo se reduce.

En cuanto al efecto de los alimentos, se observa una gran diferencia entre aquellos completos o integrales y los que están procesados o refinados. No es lo mismo hablar de azúcar refinado que de arroz integral, así como no es lo mismo hablar de una grasa de buena calidad, como las semillas, que de una grasa trans o ultraprocesada. Un ejemplo muy claro: en el caso de los hidratos de carbono, cuando los consumimos a través de alimentos en su forma original, con su fibra y todos sus componentes, estos llegan a las diferentes partes del sistema digestivo para crear salud; por el contrario, si se consumen mediante un alimento refinado, se absorberán en el intestino delgado, por lo que crearán desequilibrio en la microbiota y alterarán la salud digestiva.

Por lo tanto, si consumimos alimentos sin refinar con alto contenido en hidratos de carbono, como cereales integrales, se descompondrán en el intestino grueso y darán de comer a nuestra microbiota. Nuestras bacterias se alimentan de aquello que se encuentra en la naturaleza porque ellas vienen de allí y son las encargadas de los procesos de descomposición de los alimentos. Así que los alimentos naturales son los más necesarios en nuestra dieta.

Además de con lo que comemos, el estado de salud de nuestra microbiota tiene mucho que ver con cómo transformamos los alimentos para comerlos, ya que, cuando los cocinamos, les añadimos sal o los masticamos, estamos cambiando su estructura química. Y, si no se realizara esta transformación y los ingiriéramos en crudo, muchos de sus nutrientes serían inaccesibles.

> En resumen, los alimentos de origen vegetal deberían ser la base de nuestra dieta. Esto no significa que haya que eliminar el resto de los alimentos, pero sí lograr un equilibrio entre todos ellos.

Alimentos con los que alimentamos a nuestra microbiota

Los alimentos que nos van a ayudar a gozar de una buena salud digestiva son muy diversos. Eso sí, para escogerlos, quiero que tengas en cuenta que sean de tu zona y de calidad ecológica. De esta forma, no solo estarás ayudando al buen estado de tu salud digestiva, sino también a crear equilibrio en el ecosistema que te rodea.

Puedes elegir:

Ten en cuenta que cada uno de ellos tiene sus propios beneficios y lo más recomendable es que tomes diferentes variedades y con distintos procesos de fermentación. Así, estarás creando un ecosistema variado para tu microbiota. Pueden ser vegetales fermentados, como chucrut, kimchi u olivas, y también bebidas probióticas, misos y otras salsas.

Alimentos que contengan fibras solubles, como las que se encuentran en el ajo, alcachofa, espárragos, puerro y cebolla.

> Alimentos con fibra insoluble, como la que se encuentra en cereales integrales y legumbres.

> Alimentos que contengan almidón resistente, nutriente que se encuentra en boniatos, patatas, legumbres, avena y arroz cocinados y seguidamente enfriados.

Según nuestra anatomía, somos animales omnívoros. Si observamos las piezas dentales de nuestra boca —que es la primera parte del sistema digestivo—, vemos que tenemos cuatro caninos, que sirven para desgarrar, ocho incisivos, para cortar, y veinte molares, para comer alimentos como cereales, legumbres, frutas y verduras. Si, además, medimos el intestino humano, comprobamos que, proporcionalmente, ningún animal carnívoro lo tiene tan largo: esto se debe a nuestra necesidad de contar con una amplia zona donde descomponer los nutrientes y asimilarlos.

Como cualquier otro animal, somos fruto de la selección natural, de millones de años de evolución, y cada parte de nuestro sistema es fundamental para gozar de buena salud. Por eso, estamos provistos de amígdalas, apéndice, vesícula biliar y otros tejidos y órganos que, en ocasiones, han sido considerados con falta de función.

Pregúntale a tu abuela o a alguna persona cercana que creció en la década de los cincuenta qué comía cada día. Ella te va a dar las claves de la alimentación que debes llevar.

Microbiota y emociones

En las paredes de nuestro sistema digestivo, existe una amplia red de neuronas: el sistema nervioso entérico. Este sistema nos ayuda a controlar la ingesta de alimentos, pues nos indica cuándo tenemos hambre o si ya estamos saciados. Además, evita que entren al resto del organismo sustancias invasoras que pueden dañar el cuerpo.

Esta red neuronal envuelve el tejido del esófago, el estómago y los intestinos, y tiene una gran actividad electroquímica neuronal, similar —o incluso superior— a la que encontramos en el cerebro. Entre sus funciones, está la de sintetizar hormonas, neurotransmisores y otras sustancias químicas.

Por todo esto, a nuestro sistema digestivo se lo denomina segundo cerebro, y puede tener que ver con nuestro comportamiento y con nuestras emociones, al inhibir el estrés y equilibrar alteraciones que afectan a nuestro estado de ánimo, como la ansiedad o la depresión.

Cuando nuestra microbiota está en equilibrio, nuestras emociones se equilibran de forma natural. Así, esos bichitos nos ayudan a tener un buen estado de ánimo o descansar bien, e incluso actúan sobre el sueño. Por eso, desde hace

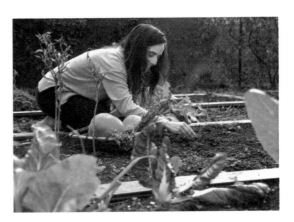

años las investigaciones neurocientíficas en este campo abren nuevas posibilidades para tratar trastornos psiquiátricos.

> Si tenemos problemas digestivos, como irritación, inflamación o permeabilidad, también sufrimos los efectos de estos trastornos en nuestro sistema nervioso central.

Todos somos ecosistemas; todos somos uno

Todo lo que está en nuestro interior es una representación de lo que hay a nuestro alrededor, y viceversa.

Es decir, si te paras a observar, una pequeña célula podría estar representada a gran escala por un planeta en el universo, cada estrella podría ser una neurona, y nuestras bacterias podrían ser meteoritos... Y, si observas el universo, te darás cuenta de que es una danza perfecta de millones de componentes, cada uno de los cuales cumple una función y se mueve de forma armónica con el resto. Si uno de esos componentes cambia, el resto también. Y así todo busca el equilibrio constantemente. Surge y desaparece una vez tras otra.

Después de haber visto cómo funciona nuestra microbiota, podemos decir que cada ser es un ecosistema en sí mismo, que a su vez vive dentro de diferentes ecosistemas. Esta interdependencia que se crea entre nuestra microbiota y el ser en el que habita debe ser una relación de mutuo apoyo, porque, de lo contrario, el ecosistema caería por sí solo.

Ocurre lo mismo que observamos en cualquier bosque: siempre que en ese bosque todo

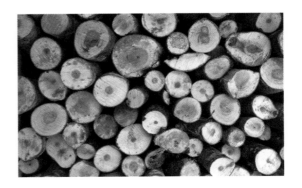

esté en equilibrio, todas sus funciones se realizarán de forma equilibrada. Pero, en cuanto algún ser o agente externo afecta a alguna parte del conjunto del ecosistema, todo él se verá alterado, ya que todas las partes forman una cadena con uniones de interdependencia.

En nuestro interior sucede lo propio. Somos seres holobiontes formados por millones de bacterias, células y un sinfín de reacciones metabólicas que hacen que podamos respirar, hablar y estar leyendo este libro. En la relación de cada una de esas partes encontramos diferentes formas de estar en equilibrio, y es gracias a esa simbiosis en la que hay apoyo mutuo como podemos desarrollarnos, disfrutar de buenas digestiones y sobrevivir a los cambios que se nos presentan.

Al formar parte de un ecosistema que está unido genéticamente, puede haber variaciones del genoma, tanto en nosotros como en la microbiota, alterando el nuestro propio.

Siguiendo con la idea de que nuestro interior es un reflejo de lo que hay en el exterior y viceversa, la falta de biodiversidad en nuestra microbiota no es más que una representación de la falta de biodiversidad en donde vivimos. Cada vez hay menos variedad de plantas, animales y bacterias presentes en el ecosistema del mundo, cada vez hay menos apoyo simbiótico en nuestro entorno, y esto se traduce en una pérdida del equilibrio externo e interno.

Por eso, volver a formar parte del equilibrio de la naturaleza, volver a apoyar a cada uno de los pequeños seres que nos rodean y que nos habitan es esencial. Volver a sentir que somos uno. Volver a ver el planeta como un ser lleno de seres, como un gran holobionte que necesita cada pequeña parte, por muy pequeña que sea. Eso nos traerá un beneficio inmenso que quizá todavía no somos capaces de ver.

Porque cada ser forma parte de este gran ecosistema, y en el momento en el que una pequeña pieza desaparece, o da la espalda al todo, crea un desequilibrio inconmensurable.

> Es nuestra responsabilidad cuidarnos y cuidar también el entorno como nuestra gran casa que es para que esta nos dé exactamente lo que necesitamos en cada momento.

Pasos para hacer realidad una alimentación probiótica

Mi lista verde

Hay ciertas prácticas que, cuando las hacemos parte de nuestro día a día, producen grandes cambios. Y te aseguro que son sencillas.

Cómo utilizar las semillas

Las semillas son seres vivos que, en el momento en el que encuentran las condiciones adecuadas, crecen y generan vida. Para que este proceso llegue a su fin, la naturaleza les ha dado la capacidad de protegerse del exterior. Es decir, las semillas tienen su propio sistema de defensa. Por eso, a fin de asimilarlas y gozar de sus nutrientes, debemos seguir los pasos siguientes en su elaboración:

Pasar las semillas por un proceso de remojo o activación, e incluso de fermentación. Te recomiendo que las pongas en remojo durante largos periodos de tiempo. En mi caso, dejo que salgan pequeñas burbujas sobre el agua para asegurarme de que ya se han eliminado todos los antinutrientes y están preparadas para pasar a mi sistema digestivo.

Preparar las semillas adecuadamente. Puedes hacerlo a través de la fermentación o cociéndolas. En ambos casos, lo que estamos haciendo es predigerir el alimento para que nuestro sistema digestivo trabaje menos.

Masticar las semillas muy bien. Esto es fundamental, pues nuestro sistema digestivo comienza en la boca y la microbiota de la saliva está dispuesta a trabajar a nuestro favor. Ahí empieza el proceso de predigestión, por lo que, si nos olvidamos de masticar, el trabajo que debe realizar el estómago es mayor y se puede producir acidez, irritación y otros malestares.

Alimentos vivos

Cuando nuestra alimentación está basada en alimentos vivos, notamos mayor vitalidad en nuestro organismo rápidamente.

Al decir «alimentos vivos» me refiero a alimentos no procesados, aquellos que encontramos en la naturaleza tal y como nos los vayamos a comer. Aquí están las verduras, hortalizas, semillas, cereales, legumbres... Una larga lista de alimentos que nuestros antepasados tomaron durante siglos y que han hecho que hayamos evolucionado y estemos aquí, en este momento.

Además, tú también puedes crear alimentos vivos fermentando, germinando o empleando otros procesos que hacen que estos alimentos se activen y sean una gran fuente de vitaminas, minerales y demás nutrientes.

Esos son los verdaderos superalimentos, aquellos que están en la naturaleza, a tu alrededor, sin tener que ir a la otra punta del planeta a buscarlos.

Paciencia en los procesos

Otro elemento fundamental que a mí me ha enseñado la fermentación, y la cocina en general, es la paciencia. Cocinar rápido, comer rápido y salir a hacer cientos de cosas solo crea desequilibrio. Para encontrar calma y paz interior, debemos encontrar paz y calma exterior.

Por eso, los alimentos deben cocinarse conforme a sus necesidades y tiempos, hay que masticarlos muy bien y digerirlos en calma. Si esto no es así, esa intranquilidad se trasladará a nuestro interior y a nuestra microbiota, y en consecuencia nuestro sistema nervioso se verá afectado.

Mi lista roja

Existen algunos alimentos que suprimí de mi despensa hace años. Esto no significa que sean veneno, ni que debamos eliminarlos para siempre: en la cantidad y en la frecuencia está el límite. No pasa nada si tomamos una cerveza de vez en cuando, pero, si cada día bebemos diez, a la larga encontraremos que algo comienza a no funcionar correctamente en nuestro interior.

Aquí te dejo una pequeña lista roja de productos que te recomiendo que suprimas de tu dieta o que intentes no tomar con mucha frecuencia:

Todos los alimentos procesados o, como yo los llamo, paquetitos: estos alimentos están muertos y muchas veces llevan ingredientes que ni conocemos.

Azúcar o alimentos azucarados: generan irritación, inflamación y desequilibrio en general. Aquí están todas las bebidas dulces, bollería e incluso otros productos, como el embutido. En todos ellos, encontramos azúcar añadido, que no está completo con su fibra natural.

Sal refinada o enriquecida: la sal es esencial para la salud, pero, como te decía antes, todo depende de la cantidad. Y a los alimentos procesados, en general, les añaden un exceso de sal para hacerlos más atractivos. Por otro lado, te recomiendo que uses siempre sal marina sin refinar.

Grasas procesadas o aceites refinados: la grasa es un nutriente necesario siempre que sea de buena calidad. Los aceites refinados o grasas trans perjudican el buen estado de nuestro sistema.

Carnes en exceso: no somos animales preparados para consumir grandes cantidades de productos cárnicos, como se está haciendo. Ese consumo, además de generar un desequilibrio en nosotros, genera un desequilibrio en el medioambiente. Yo no tomo carne desde hace muchos años y, si lo hago, es en muy pequeñas cantidades.

En mi despensa encontrarás...

Una gran variedad de ingredientes saludables en nuestra despensa nos ayuda a tomar alimentos que nos nutren. Por el contrario, si al abrir el armario encontramos productos procesados, es muy fácil terminar comiendo aquello que no queremos.

Por eso, aquí te dejo una lista de básicos que tengo en la despensa y que me ayudan a elaborar todas las recetas que encontrarás en este libro:

Alimentos fermentados probióticos: vegetales fermentados, misos, bebidas probióticas y una larga lista más de estos productos que, además de contener nutrientes, ayudan a repoblar la microbiota con nuevos microorganismos. Para mí son un básico en la despensa.

Alimentos ricos en fibra natural: semillas de cereal, legumbres y todo tipo de alimentos de origen vegetal. Es importante consumir alimentos completos, y no refinados a los que se les ha añadido la fibra, ya que la fibra natural asociada a estos alimentos se va digiriendo en la parte del sistema digestivo que es capaz de asimilar sus nutrientes.

Verduras y hortalizas: están llenas de nutrientes, antioxidantes, fibras, minerales, vitaminas, carbohidratos y proteínas. Y recuerda que es importante realizar un consumo variado de estos productos, que sean de la estación y de tu zona; esto te asegura que la naturaleza los ha preparado para ti en ese preciso instante. Soy una fiel defensora de estos alimentos y creo que verdaderamente crean salud y equilibrio tanto interno como externo.

Grasas de calidad: semillas y frutos secos. Estas grasas acumulan energía para cuando nuestro cuerpo las necesita. Son necesarias y beneficiosas.

Algas o verduras de mar: son ricas en minerales y sabrosas en nuestros platos.

Infusiones y otros preparados con hierbas: muchas veces nuestra salud se ve afectada por el entorno y tomando estas infusiones podemos retomar el equilibrio fácilmente.

Consejos prácticos

Ingredientes

Te recomiendo que tengas estos ingredientes en tu despensa (a poder ser ecológicos, para evitar los químicos que ingerimos a diario).

FONDO DE ARMARIO
- Aceite de oliva
- Aceite de girasol sin refinar
- Sal marina sin refinar
- Especias: pimienta, cúrcuma, canela, clavo, cardamomo, pimienta de Jamaica, pimienta de Sichuan, pimentón dulce y picante, sal de hierbas, vainilla, mostaza, tomillo, romero
- Crema de semillas: tahín, almendras, avellanas tostadas
- Bicarbonato
- Kuzu
- Vinagre de fermentación natural
- Concentrado de manzana
- Melaza de arroz

ALIMENTOS FERMENTADOS

- *Tamari* o salsa de soja
- Masa madre
- Miso
- Vegetales fermentados: chucrut, kimchi, olivas, pepinillos, cebolletas...
- *Tempeh*
- *Natto*

ALIMENTOS SECOS

- Cereales: arroz, mijo, sarraceno, cebada, centeno, maíz, quinoa, bulgur
- Legumbres: garbanzos, lentejas, lentejas rojas, judías varias, azukis
- Harinas integrales
- Copos de cereales
- Frutos secos: almendras, avellanas, nueces, cacahuetes
- Semillas: sésamo, lino, girasol, calabaza, chía
- Fruta seca: ciruelas, pasas, orejones
- Algas: kombu, nori, wakame

NEVERA

- Tofu
- Bebidas vegetales
- Yogur de soja o de coco
- Germinados
- Fruta variada ecológica de temporada y de cercanía
- Hierbas aromáticas frescas

Material necesario

Contar con unos buenos utensilios de cocina es esencial para motivarnos a cocinar. Siempre que comenzamos una nueva actividad, hay que hacerse con cierto material; del mismo modo, tener cazuelas, cuchillos, etc., de buena calidad es imprescindible para conseguir un buen resultado.

- Cazuelas de diferentes tamaños de hierro fundido o acero inoxidable
- Batidora picadora, pues permite conseguir cremas finas e incluso crear tu propia harina para las recetas
- Cepillo de verduras para limpiarlas sin necesidad de eliminar la piel
- Pelador de verduras para hacer este proceso más rápido
- Cuchillos de diferentes tamaños bien afilados
- Rallador de diferentes tamaños, dado que a veces es más sencillo rallar que picar
- Tazas y cucharas medidoras, pues en algunas recetas se indican este tipo de medidas
- Moldes para bizcochos
- Bandejas de horno
- Horno con diferentes opciones
- Sartén de material antiadherente (en mi caso las utilizo de hierro)
- Recipientes de cristal para almacenar la comida que sobre y así conservarla para otro día
- Papel de horno natural
- Utensilios de madera como palillos, espátulas, rodillo...
- Coladores de diferentes tamaños, tanto para limpiar las semillas como para colar infusiones y demás
- Tabla de cocina amplia para picar cómodamente
- Purificador de agua para asegurarte de que el agua que utilizas está lo más limpia posible

EQUIVALENCIAS MÉTRICAS POR PESO	
5 MILILITROS	1 CUCHARADITA
15 MILILITROS	1 CUCHARADA
60 MILILITROS	¼ de TAZA
80 MILILITROS	⅓ de TAZA
120 MILILITROS	½ TAZA
230 MILILITROS	1 TAZA
700 MILILITROS	3 TAZAS
950 MILILITROS	4 TAZAS
3,8 LITROS	1 GALÓN

EQUIVALENCIAS MÉTRICAS POR VOLUMEN	
1 GRAMO	0,035 ONZAS
7 GRAMOS	¼ ONZA
14 GRAMOS	½ ONZA
28 GRAMOS	1 ONZA
50 GRAMOS	1,75 ONZAS
100 GRAMOS	3,5 ONZAS
250 GRAMOS	8,75 ONZAS
280 GRAMOS	10 ONZAS
425 GRAMOS	15 ONZAS
454 GRAMOS	1 LIBRA
500 GRAMOS	1,1 LIBRA
1 KILOGRAMO	2,2 LIBRAS

FÓRMULAS PARA CONVERSIÓN	
GRAMOS A ONZAS	Multiplicar gramos por 0,035
ONZAS A GRAMOS	Multiplicar onzas por 28,35
CUCHARADITAS A MILILITROS	Multiplicar por 4,93
CUCHARADAS A MILILITROS	Multiplicar por 14,79
LIBRAS A GRAMOS	Multiplicar libras por 453,5
LIBRAS A KILOS	Multiplicar libras por 0,453
TAZAS A MILILITROS	Multiplicar por 236,59
TAZAS A LITROS	Multiplicar las tazas por 0,24
PINTA A LITRO	Multiplicar por 0,473
CUARTO DE GALÓN A LITRO	Multiplicar por 0,946
GALÓN A LITRO	Multiplicar galón por 3,785

EQUIVALENCIA TEMPERATURAS	
Fahrenheit	Celsius
200 °F	95 °C
225 °F	110 °C
250 °F	120 °C
275 °F	135 °C
300 °F	150 °C
325 °F	165 °C
350 °F	175 °C
375 °F	190 °C
400 °F	200 °C
425 °F	220 °C
450 °F	230 °C
475 °F	245 °C

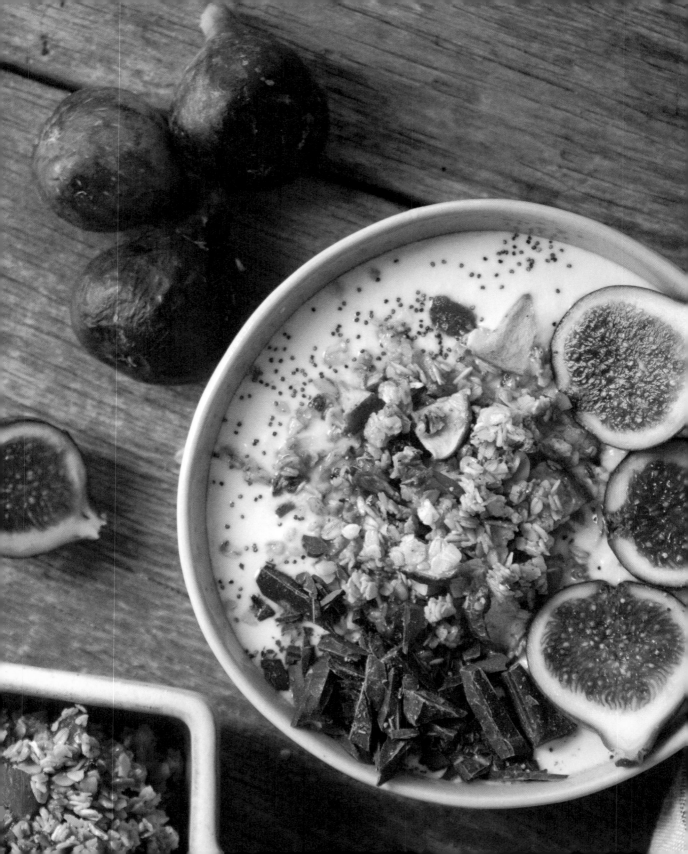

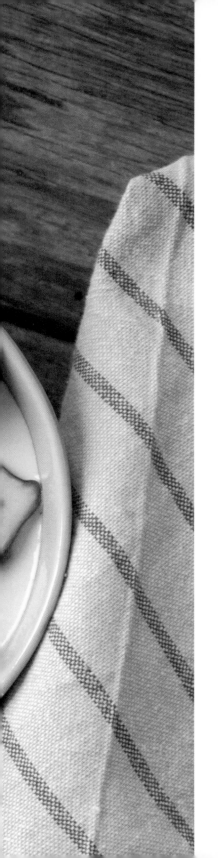

Recetas

Desayunos

Granola tradicional de manzana y canela

Tiempo de elaboración: 15 min
Estación: 4 estaciones
Para 4 raciones

La granola es una forma crujiente de comer cereales. Podemos hacerla con los cereales que más nos gusten y elegir entre los que contienen gluten y los que no. Esta receta de granola es la favorita en mi casa y nos ha acompañado desde que mis hijas nacieron.

INGREDIENTES

› 200 g de copos de avena finos precocidos
› 50 g de pasas
› 30 g de almendras picadas
› 30 g de pipas de girasol
› 40 g de manzana deshidratada
› 1 cucharadita de canela
› 60 g de melaza de arroz o sirope de agave
› 40 ml de aceite
› una pizca de sal

ELABORACIÓN

Para elaborar esta receta, es importante que los copos que utilices estén precocidos, porque, de lo contrario, son difíciles de digerir. Normalmente, encontrarás esta información en los paquetes que compres.

Pica todos los ingredientes de un tamaño similar y mézclalos en una ensaladera hasta que quede homogéneo. Es importante que el aceite y la melaza impregnen toda la mezcla para conseguir un buen resultado.

Pon la mezcla sobre una bandeja de horno con papel vegetal y extiéndela tan fina como te sea posible.

Calienta el horno a 160 °C e introduce la bandeja. Hornea durante 10-15 minutos, revolviendo de vez en cuando. El tiempo varía, pero estará lista cuando percibas un ligero olor tostado.

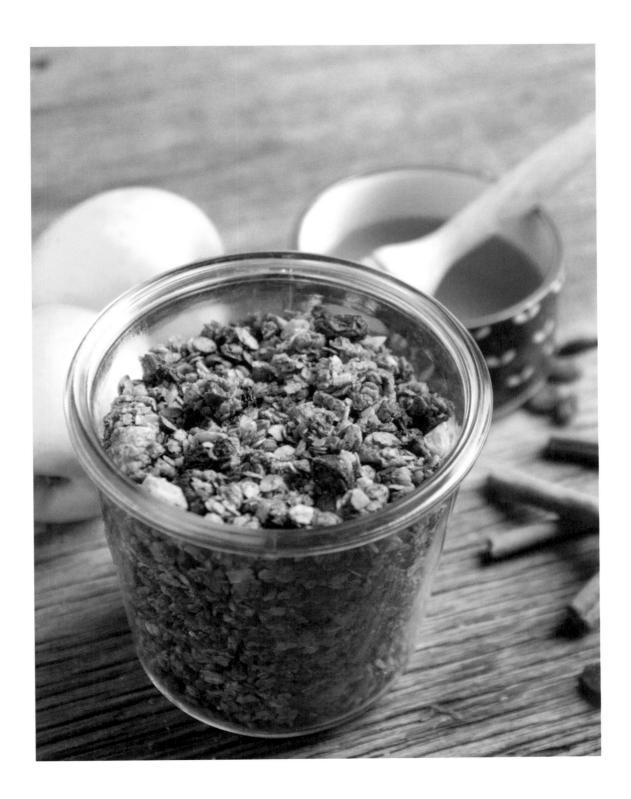

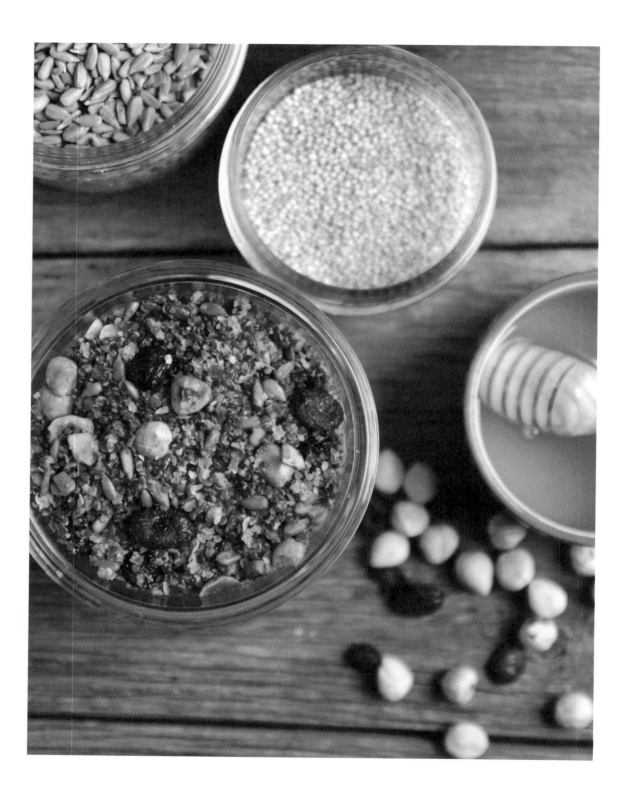

Granola de quinoa con frutos rojos

Tiempo de fermentación: 2 h
Tiempo de elaboración: 20 min
Estación: primavera y verano
Para 4 raciones

La granola de quinoa nos ayuda a incorporar en nuestra dieta esta semilla rica en proteínas que, además, no contiene gluten y es muy fácil de digerir. La granola aporta una gran cantidad de fibra beneficiosa y, una vez preparada, se conserva crujiente durante varios días si la guardas en un tarro.

INGREDIENTES

› 100 g de quinoa
› 100 g de copos de mijo
› 50 g de avellanas
› 50 g de pipas de girasol
› 50 ml de aceite de oliva
› 50 ml de melaza de arroz o de sirope de agave
› una pizca de sal
› 50 g de arándanos deshidratados

ELABORACIÓN

Para empezar a elaborar esta receta, pon a remojo la quinoa durante 2 horas a fin de que fermente ligeramente y así sea más fácil de digerir.

Pasado este tiempo, escúrrela y colócala en una ensaladera junto con los copos de mijo, las avellanas picadas en trocitos pequeños, las pipas de girasol, el aceite, la melaza y la sal.

Remueve hasta asegurarte de que todos los ingredientes estén bien mezclados, sobre todo el aceite y la melaza, para conseguir un resultado homogéneo.

Calienta el horno a 160 °C. Una vez caliente y con el ventilador puesto, introduce la mezcla extendida al máximo sobre una bandeja con papel vegetal. Al haber estado en remojo, hay que deshidratar ligeramente la quinoa, así que déjala durante 15 minutos y remuévela de vez en cuando.

Dependiendo del horno, necesitará más o menos tiempo para cocinarse; pero estará hecha cuando huelas a tostado. No la dejes más tiempo del debido, ya que, al ser un cereal tan pequeño, puede quemarse.

Por último, añade los arándanos picados.

Crema de quinoa con limón y canela

Tiempo de fermentación: 24 h
Tiempo de elaboración: 1 h
Estación: primavera y verano
Para 4 raciones

Seguro que conoces la receta del arroz con leche, pero quizá nunca se te había ocurrido emplear otros cereales. En este caso, utilizaremos quinoa, que nos aporta proteína vegetal de calidad y tiene una textura ligera.

INGREDIENTES

› 100 g de quinoa
› 500 ml de agua
› 1 rama de canela
› 1 limón
› una pizca de sal

ELABORACIÓN

Para que la proteína vegetal se digiera, te recomiendo que dejes la quinoa en remojo 24 horas. De esta forma, fermentará ligeramente y los nutrientes estarán disponibles.

Deja unos segundos la quinoa bajo el grifo para que quede bien limpia después del remojo y escúrrela. Pon una cazuela de base gruesa al fuego con 500 mililitros de agua, y añade la quinoa, la rama de canela, la piel del limón y una pizca de sal.

Una vez hierva, deja que se cocine durante 5 minutos a fuego fuerte y después bájalo al mínimo durante 40 minutos más. Pasado este tiempo, sabrás que la preparación está lista cuando la textura sea cremosa y el cereal haya absorbido la mayor parte del agua.

Puedes servir la crema añadiendo el endulzante que más te guste, algo de canela en polvo y un poco más de ralladura de limón. Si te ha quedado demasiado espesa, puedes echarle un poco de agua o bebida vegetal.

Te recomiendo que la pruebes tanto fría como caliente; de las dos formas está buenísima, y así se puede adaptar a diferentes estaciones.

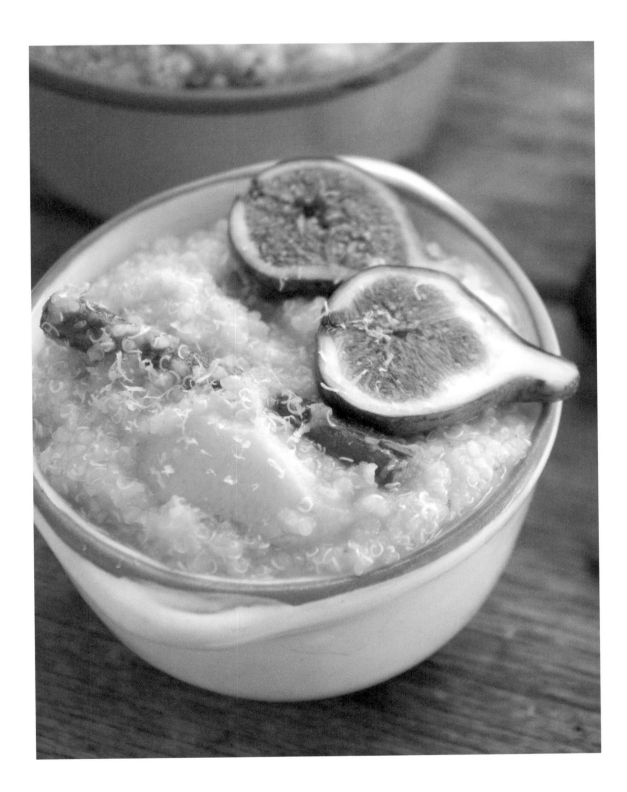

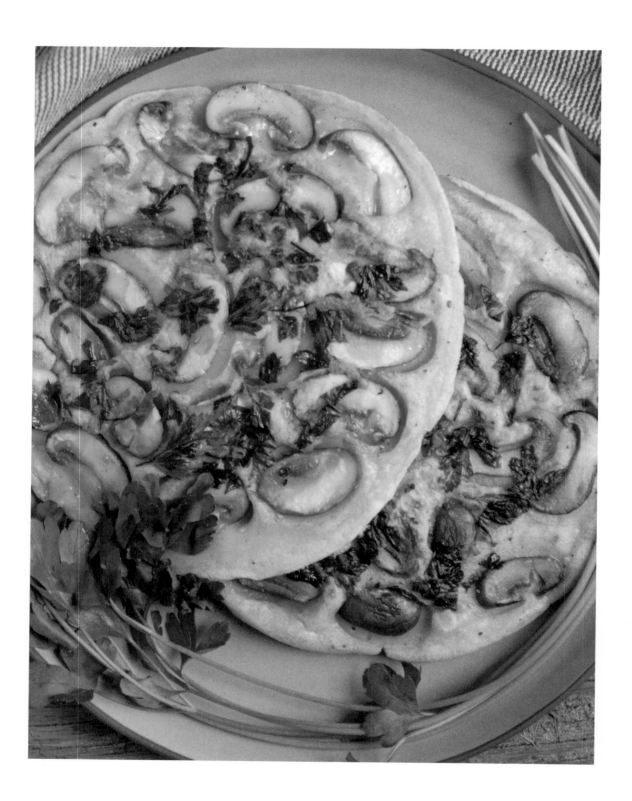

Crepes con masa madre líquida

Tiempo de fermentación: 2-3 h
Tiempo de elaboración: 5 min
Estación: 4 estaciones
Para 4 raciones

Las crepes nos encantan para desayunar, y seguro que en tu casa también las has preparado en muchas ocasiones. Sin embargo, no tenemos costumbre de utilizar masa madre para la elaboración de recetas dulces y, normalmente, añadimos levaduras químicas.

INGREDIENTES

› 100 g de masa madre de trigo fermentada con la misma cantidad de harina que de agua
› 100 g de harina de trigo
› 200 ml de bebida de almendras
› 10 champiñones
› 50 g de perejil
› una pizca de sal

ELABORACIÓN

Para preparar esta receta, necesitas que tu masa madre esté activa y tener experiencia en su elaboración y cuidado. El proceso es el mismo, pero en esta ocasión harás una masa más líquida y la dejarás fermentar poco tiempo para que el sabor ácido no se apodere del resultado.

Empieza por combinar la masa madre, la harina y la bebida vegetal en un recipiente hasta que quede una mezcla homogénea y colócalo en un lugar cálido de la casa. Cuando veas que la masa tiene burbujas y ha crecido ligeramente, está lista; si esperas a que doble su volumen, resultará muy ácida.

Una vez tienes la masa hecha, calienta una sartén y pincélala con un poco de aceite. Vierte una pequeña cantidad de masa en la sartén para formar cada crepe y coloca encima algunos champiñones finamente picados, un poco de perejil y sal. Cocina a fuego bajo por ambos lados. Una vez doradas, sírvelas acompañadas con alguna salsa.

Si te gustan las crepes más gruesas, tendrás que dejar que se cocinen durante más tiempo con el fuego más bajo para que no se quemen y la masa quede bien hecha.

Appam

Tiempo de fermentación: 12 h
Tiempo de elaboración: 10 h
Estación: 4 estaciones
Para 4 raciones

El *appam* es una tortita típica del sur de la India y Sri Lanka elaborada a base de arroz fermentado. Tiene múltiples variantes y se puede rellenar con ingredientes dulces o salados. Yo te enseño la receta que más nos gusta en casa.

INGREDIENTES

› 250 g de arroz semintegral
› 1 coco fresco
› 250 g de arroz semintegral cocido
› 1 cucharada de masa madre
› 1 cucharada de melaza de arroz o sirope de arce
› una pizca de sal

ELABORACIÓN

Deja el arroz crudo en remojo durante toda la noche para que se hidrate y comience una ligera fermentación.

Al día siguiente, abre el coco y guarda su líquido para usarlo más adelante. Ralla la carne del coco, colócala en una ensaladera y añade 500 mililitros de agua hirviendo. Deja que se enfríe y, con la ayuda de una gasa, cuela para separar la pulpa del líquido y obtener así bebida de coco. Resérvala.

Escurre el arroz que tenías en remojo y bátelo lo más finamente posible. Añade el arroz cocido y vuelve a batir hasta que quede bien fino. Incorpora a continuación el agua de coco que tienes guardada, 200 mililitros de la bebida de coco que has obtenido, la masa madre, la melaza y la sal.

Bátelo todo bien de nuevo y deja fermentar hasta que la masa doble su volumen. Dependiendo de lo activa que esté tu levadura, tardará más o menos.

Para preparar *appam*, se utilizan sartenes con forma de wok, que le dan a la preparación su forma característica, dejando la parte central más cruda y los bordes crujientes. Si no tienes nada parecido, no te preocupes; el resultado también será genial usando una sartén normal.

Calienta la sartén, añade unas gotas de aceite y vierte una pequeña cantidad de masa. Tapa la sartén y deja que la masa se cocine hasta que la base esté dorada.

Puedes servir con verduras escaldadas y chutney de ciruelas (ver receta pág. 178).

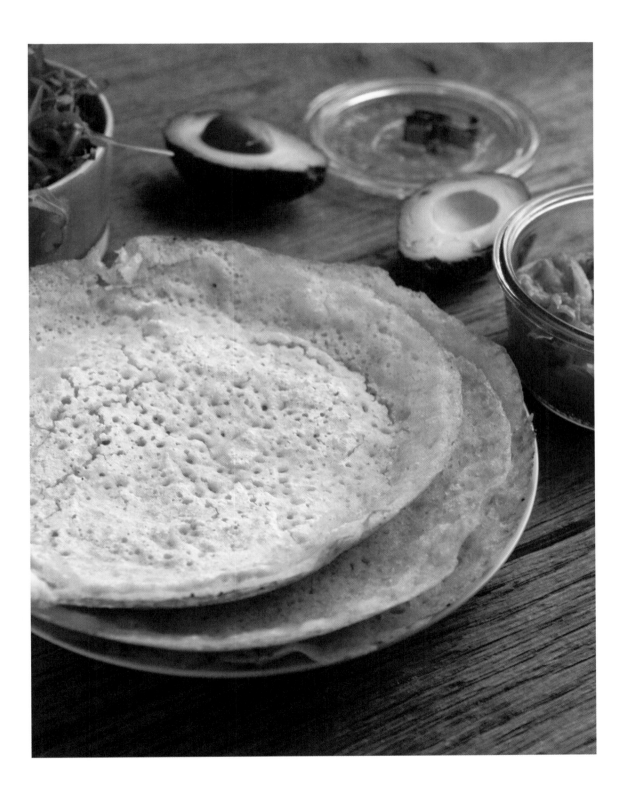

Bol de yogur vegetal

Tiempo de elaboración: 5 min
Estación: 4 estaciones
Para 1 persona

Tomar yogur vegetal elaborado de forma tradicional es una buena forma de consumir un alimento probiótico. Te propongo cuatro formas de crear un bol de yogur que espero que te encanten. Puedes emplear kéfir de coco: le dará buena textura y un sabor delicioso.

Bol de verano

› 30 g de pepino
› 30 g de aguacate
› 10 g de cilantro
› 150 g de yogur de soja o kéfir de coco
› 30 g de granola al romero (ver receta pág. 74)

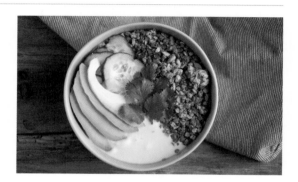

Corta el pepino y el aguacate en cuadraditos pequeños, y pica el cilantro lo más finamente posible.

En un bol, pon el yogur como base y, encima, coloca a un lado la granola y al otro el resto de los ingredientes mezclados. También puedes añadir un poquito de aceite de oliva.

Bol de otoño

› 30 g de higos frescos
› 30 g de chocolate negro sin azúcar
› 150 g de yogur de soja o kéfir de coco
› 30 g de granola tradicional (ver receta pág. 28)
› 1 cucharada de semillas de amapola

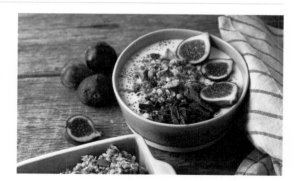

Parte los higos frescos en dos y resérvalos. A continuación, corta con un cuchillo el chocolate en trozos medianos y reserva también.

Prepara el bol colocando el yogur de soja como base, y añade por encima la granola, los higos frescos, el chocolate y las semillas de amapola.

Bol de primavera

> ½ melocotón

> 1 cucharadita de canela

> ½ limón

> 150 g de yogur de soja o kéfir de coco

> 30 g de granola de quinoa con frutos rojos (ver receta pág. 31)

> 3 fresas

> 2 hojas de menta fresca

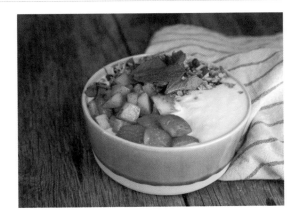

Corta el melocotón en trozos de 1 centímetro aproximadamente y echa unas gotas de aceite en una sartén muy caliente. Saltea ligeramente el melocotón. Antes de retirarlo del fuego, agrega la canela y el zumo de medio limón.

En un bol, pon el yogur de base y, encima, coloca la granola a un lado, el melocotón al otro, y las fresas y la menta fresca troceadas sobre ambos.

Bol de invierno

> 50 g de pera conferencia

> 3 higos secos

> 2 semillas de cardamomo

> 1 pimienta de Jamaica

> ½ limón

> 150 g de yogur de soja o kéfir de coco

> 50 g de granola al romero (ver receta pág. 74)

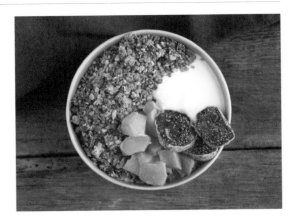

Empieza por preparar una compota de pera: pica la pera, colócala en una cazuela con los higos secos, las semillas de cardamomo, la pimienta de Jamaica y la cáscara de medio limón. Cocínalo todo a fuego muy bajo, lo más suave que puedas, alrededor de 20 minutos. (Puedes preparar más cantidad de compota y así utilizarla varios días).

Pon el yogur en un bol, y coloca encima la granola y la compota.

Semillas de chía fermentadas con fresas y granola

Tiempo de fermentación: 6 h
Tiempo de reposo: 2 h
Tiempo de elaboración: 10 min
Estación: primavera
Para 1 persona

En esta receta, suelo utilizar *kombucha* o kéfir de agua para el remojo de semillas de chía, pero puedes usar cualquier otra bebida fermentada. Añadiendo probióticos creamos vida en nuestra comida.

INGREDIENTES

› 4 cucharadas de semillas de chía
› 500 ml de *kombucha* o kéfir de agua
› 200 g de fresas

ELABORACIÓN

Pon en remojo las semillas de chía en kéfir de agua o *kombucha* durante 6 horas a temperatura ambiente para que se activen y se digieran más fácilmente. Luego échalas en el recipiente donde las vayas a servir y déjalas reposar 2 horas en la nevera.

Bate las fresas en el vaso de la batidora sin añadir agua; con su propio líquido debería ser sufi-ciente, pero, si no es así, puedes echar unas gotitas de la bebida fermentada que hayas elegido. La idea es conseguir un puré espeso.

Saca el recipiente con las semillas de chía de la nevera y sirve poniendo por encima el puré de fresas. Si quieres, agrega menta o hierbabuena para dar un toque fresco y decorar.

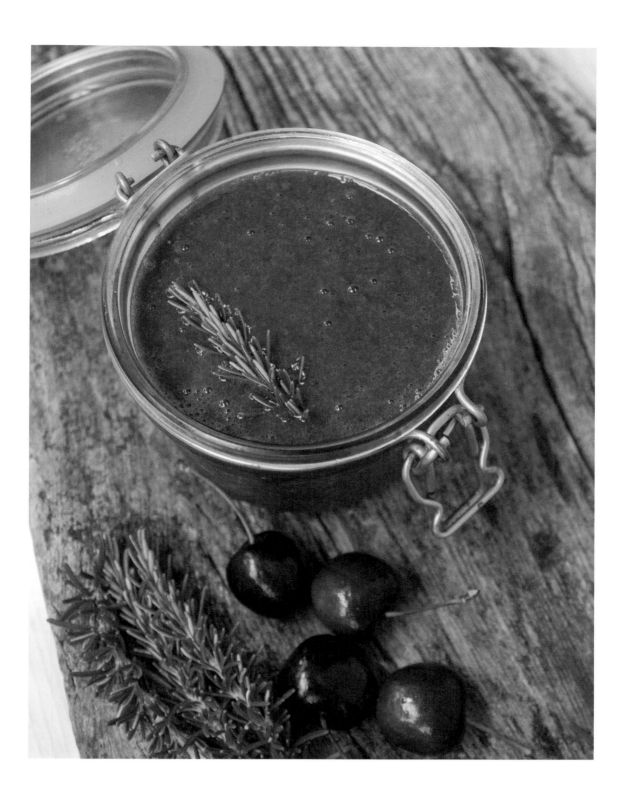

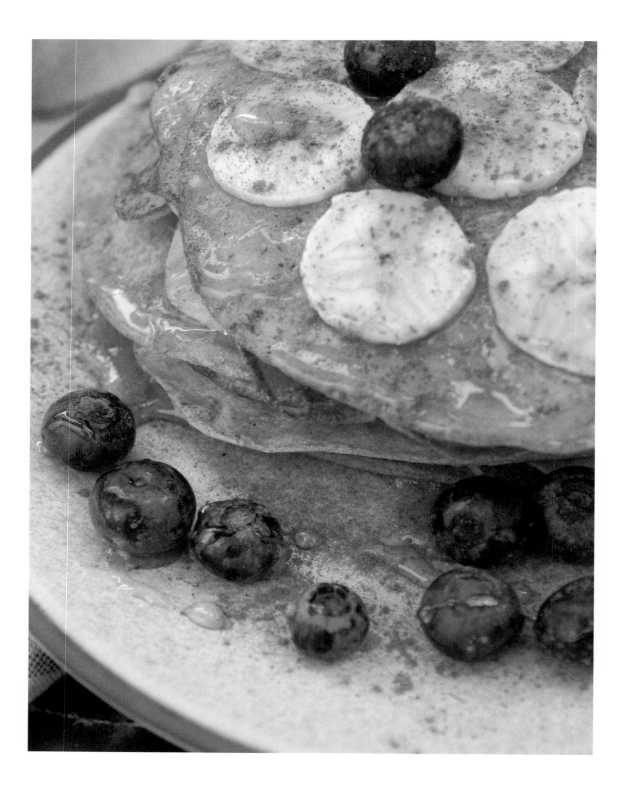

Tortitas rellenas de arándanos

Tiempo de fermentación: 45 min
Tiempo de elaboración: 10 min
Estación: 4 estaciones
Para 4 raciones

Las tortitas han sido siempre un clásico en mi casa. Mi madre ya las preparaba cuando yo era pequeña y se convertía en una auténtica fiesta, con esos deliciosos rellenos de crema de chocolate y compota de frutas. En esta receta, uso arándanos incorporados a la masa, pero puedes elegir cualquier otra fruta.

INGREDIENTES

› 200 g de harina de trigo semintegral
› 2 plátanos maduros
› 1 cucharadita de vinagre de arroz
› ½ cucharadita de canela
› 1 cucharada de masa madre

› 400 ml de bebida vegetal
› sal
› 200 g de arándanos frescos
› 2 cucharadas de aceite de oliva

ELABORACIÓN

Echa todos los ingredientes en el vaso de la batidora, excepto los arándanos y el aceite, y bate hasta que quede una masa homogénea. Deja reposar la masa durante 45 minutos a temperatura ambiente.

Pon una sartén al fuego para que vaya tomando temperatura (yo suelo utilizar una sartén de 20 centímetros de diámetro, pero puedes utilizar la que prefieras). Cuando esté bien caliente, echa unas gotas de aceite y cubre con masa toda la superficie de la sartén; a mí me gustan las tortitas de un grosor aproximado de medio centímetro.

En ese momento, añade algún arándano sobre la masa cruda y cocina la tortita a fuego medio por ambos lados.

Dependiendo del grosor, tardarán más o menos tiempo en estar listas, así que asegúrate de que están bien hechas por dentro para que se digieran correctamente.

Puedes servir las tortitas junto con granola de romero (ver receta pág. 74) o fruta fresca de temporada.

Crepes sin gluten

Tiempo de fermentación: 24 h
Tiempo de elaboración: 5 min
Estación: 4 estaciones
Para 4 raciones

Estas crepes de trigo sarraceno son una receta básica que hago en casa a menudo. Quizá ya las conozcas y hasta las hayas probado, pero elaborarlas de esta manera te ayudará a digerirlas correctamente.

INGREDIENTES

› 150 g de trigo sarraceno en grano
› 50 g de harina de arroz
› 100 ml de bebida de soja
› aceite
› fruta de temporada
› 1 limón
› canela

ELABORACIÓN

Deja el trigo sarraceno en remojo con 200 mililitros de agua durante 12 horas. De esta forma, el grano se activará y comenzará la fermentación. Esta parte del proceso es importante porque no vas a cocinarlo durante mucho rato y, de otra forma, podría resultar un poco indigesto.

Pasadas las 12 horas, ponlo bajo el grifo y luego escúrrelo. A continuación, échalo en el vaso de la batidora, añade la bebida de soja y bátelo. Si tienes tiempo, te recomiendo que lo dejes reposar otras 12 horas hasta que veas burbujas en la masa; para mí, es así como las crepes quedan realmente sabrosas y esponjosas.

En una sartén bien caliente, echa unas gotas de aceite y extiéndelas por toda la superficie. Vierte una pequeña cantidad de masa para cubrir la superficie y deja que se cocine hasta estar dorada. Quizá notes que la masa se pega, pero, si la dejas hacerse el tiempo suficiente, verás que se despega sola. En este momento, dale la vuelta a la crepe y deja que se dore por el otro lado.

Para el relleno, pica la fruta en trozos medianos y saltéala en una sartén bien caliente con unas gotas de aceite. Cuando esté dorada, añade el zumo de limón y un poco de canela.

Rellena las crepes con la fruta y sírvelas.

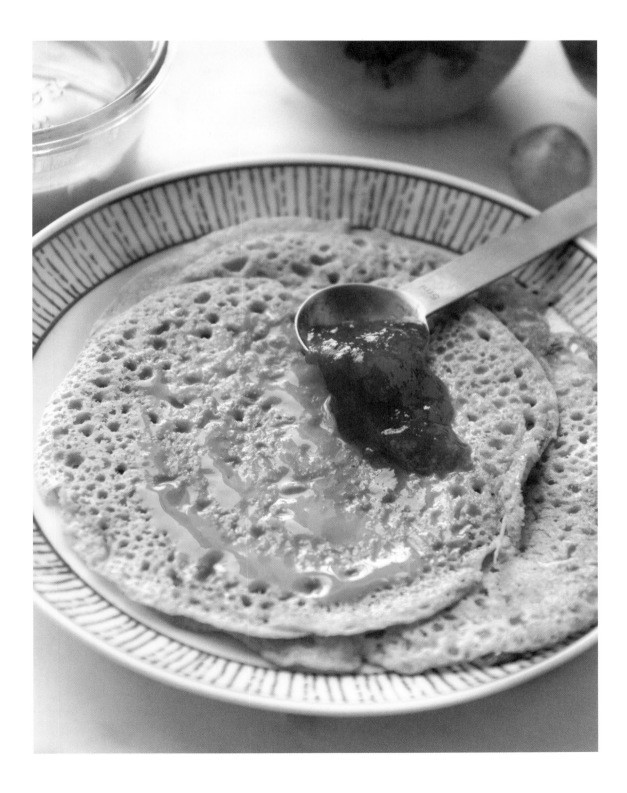

Porridge cuatro estaciones

Tiempo de fermentación: 12 h

Tiempo de elaboración: 1h 30 min (cereal en grano entero) o 15 min (cereal en copos)

Estación: 4 estaciones

Para 8 raciones

Los cereales son el desayuno de la mayoría de las culturas. Se pueden preparar a partir de copos o utilizando el grano entero; las únicas diferencias son el tiempo de cocinado y el sabor. En esta receta, te propongo varios *toppings* con ingredientes de temporada para que vayas variando.

INGREDIENTES PARA EL *PORRIDGE*

› 150 g de cereal en grano: arroz integral, mijo, cebada, quinoa... o 150 g de copos de cereal: avena, arroz, mijo

› 2 cm alga kombu

Para el *topping* de primavera

› 50 g de nueces peladas

› 50 g de compota de cerezas

› 50 g de puré de almendras tostadas

› 1 cucharada de semillas de amapola

Para el *topping* de verano

› 50 g de almendras tostadas picadas

› 50 ml de bebida vegetal

› 50 g de frambuesas

› ralladura de ½ limón

› canela molida

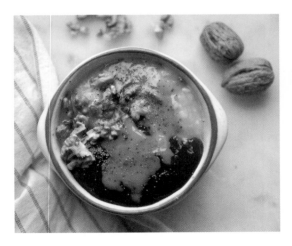
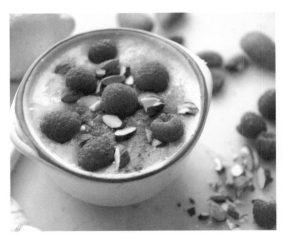

Para el *topping* de otoño

› 50 g de orejones de albaricoque

› 50 g de naranja picada en cuadraditos

› 30 g de avellanas tostadas

Para el *topping* de invierno

› 10 g de semillas de sésamo tostadas

› 5 ml de salsa de soja

› 2 hojas de kale escaldadas

› frutos rojos fermentados

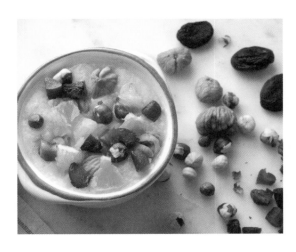
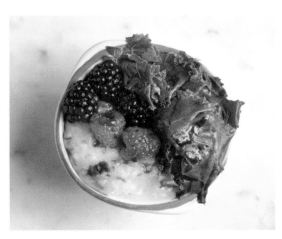

ELABORACIÓN

Deja el grano o los copos de cereal en remojo toda la noche. En ambos casos, se producirá una leve fermentación que te ayudará a digerir y a asimilar mejor los nutrientes. Si los dejas remojar durante 24 horas, la fermentación aumenta y seguramente los digieras aún mejor.

Al día siguiente, pon una cazuela al fuego con 1 litro de agua y añade el alga en trozos muy pequeños y el cereal. Lleva a ebullición. Cocínalo a fuego fuerte durante 5 minutos y luego bájalo al mínimo.

Si has elegido cereal en copos, remueve continuamente durante 10 minutos y ya lo tendrás preparado. Te recomiendo que utilices copos solo si vas a consumir el *porridge* en el momento, porque no se conserva bien.

Si has elegido cereal entero, déjalo cocer durante 1,5 horas a fuego mínimo. Una vez preparado, lo puedes guardar durante varios días en la nevera; tan solo tendrás que calentarlo cuando lo vayas a tomar.

Finalmente, añade alguno de los *toppings* que te propongo.

Frutos rojos fermentados

Tiempo de fermentación: 10 días
Tiempo de elaboración: 5 min
Estación: primavera y verano
Para 4 raciones

Los frutos rojos son difíciles de conservar, pero la lactofermentación es una forma maravillosa de preservarlos. Se puede fermentar cualquier fruto rojo, excepto las fresas; alguna vez lo he intentado, pero no he conseguido un buen resultado.

INGREDIENTES

› 500 g de frutos rojos: moras, frambuesas, arándanos...
› 15 g de sal

ELABORACIÓN

Mezcla los ingredientes y ponlos en un bote colocando un peso sobre los frutos rojos sin aplastarlos excesivamente.

En unas horas, verás que los frutos han soltado una buena cantidad de jugo y que quedan cubiertos por la salmuera que se ha generado.

Deja el bote fuera de la nevera durante 10 días y, a partir de ahí, ya los puedes consumir. Así de sencillo. Te recomiendo que guardes el bote en el frigorífico, con el líquido siempre cubriendo los frutos.

Los puedes incluir en cualquiera de los desayunos que te propongo en este libro.

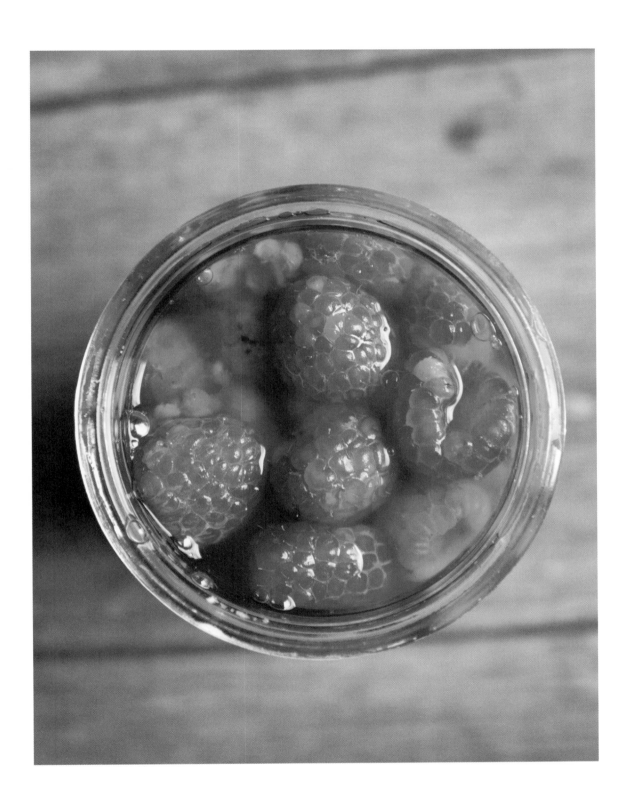

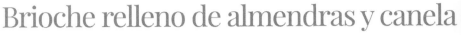

Brioche relleno de almendras y canela

Receta de Marco Fonseca - www.umaminaturalcooking.com

Tiempo de fermentación: 14 h

Tiempo de elaboración: 25 min

Estación: 4 estaciones

Para 10 brioches

Para la elaboración de esta receta, es importante que tengas algo de experiencia con la masa madre y seas capaz de hacer un pan básico. De lo contrario, quizá el resultado no sea el que esperas.

INGREDIENTES

› 5 g de sal

› 250 g de bebida de soja

› 80 g de aceite de oliva

› 75 g de concentrado de manzana

› 500 g de harina de trigo blanco (o 400 g y 100 g de integral)

› ralladura de 1 limón

› 50 g de masa madre

› ½ cucharadita de cúrcuma

Para el relleno

› 3 cucharadas de melaza de arroz

› 1 cucharada de concentrado de manzana

› 3 cucharadas de harina de almendras

› 2 cucharadas de canela en polvo

› ½ cucharada de harina blanca

ELABORACIÓN

Lo primero que debes hacer es asegurarte de que tienes una masa madre activa. Si no es así, te recomiendo que la actives correctamente.

Empieza por combinar la sal con la bebida de soja, el aceite y el concentrado de manzana hasta obtener una mezcla homogénea.

Incorpora la harina a esta mezcla junto con la ralladura de limón y amasa hasta que la textura sea elástica y suave, sin que se pegue a las manos. Déjala reposar 5 minutos y vuelve a amasar.

Déjala reposar durante 1 hora más y añade la masa madre, amasando hasta que quede bien

homogénea. Al tener diferentes consistencias, puede ser que al principio te resulte complicado mezclarlas, pero hazlo hasta que el resultado sea una masa fina y elástica.

Deja que la masa fermente durante 3-6 horas a temperatura ambiente o 14 horas en la nevera. Casi ha de doblar su volumen.

Mezcla los ingredientes del relleno hasta conseguir una pasta densa.

En una bandeja de horno con papel vegetal, extiende la masa de forma que mida unos 15 centímetros de ancho, 2 de alto y lo que quede de largo; seguidamente, reparte la pasta del relleno por encima. Corta en tiras para crear trenzas. Observa las fotos para ver el paso a paso.

Calienta el horno a 220 °C e introduce las trenzas durante 8 minutos. Después, baja la temperatura a 190 °C y déjala 25 minutos más.

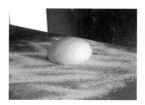 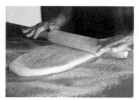 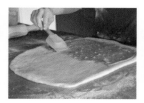 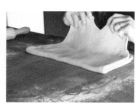

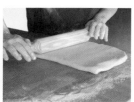

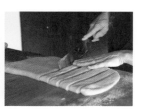

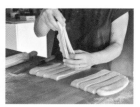

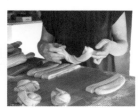

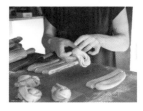

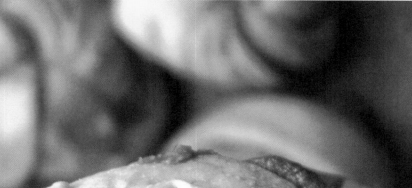

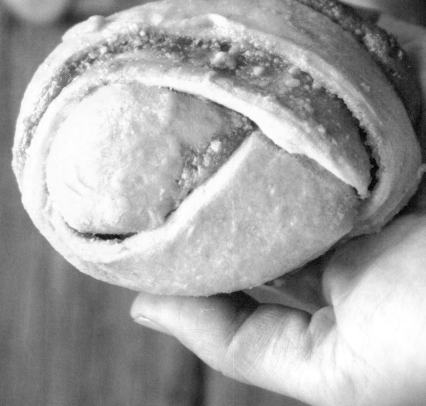

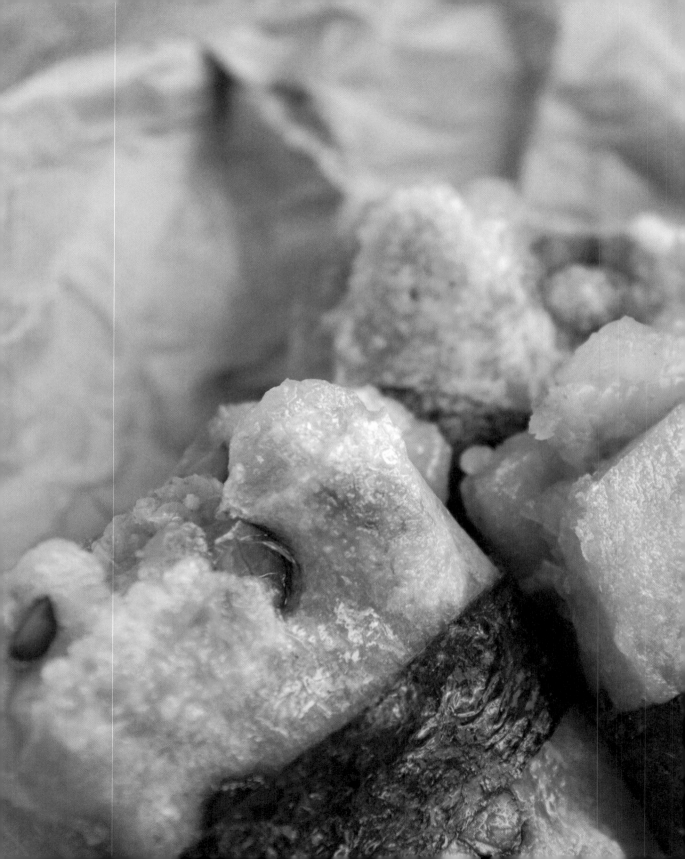

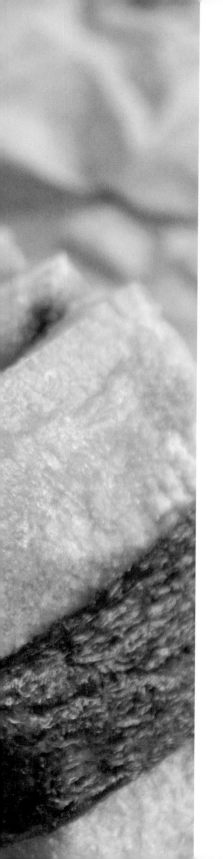

Recetas

Picoteo

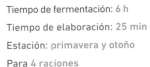

Hummus de alcachofa e hinojo

Receta de Dúnia Mulet – www.duniamulet.com

Tiempo de fermentación: 6 h
Tiempo de elaboración: 25 min
Estación: primavera y otoño
Para 4 raciones

Me encanta esta colaboración con Dúnia Mulet; creo que hace un gran trabajo para que las personas lleven una alimentación equilibrada y gocen de buena salud.

Esta receta es muy interesante: utiliza ingredientes fáciles de encontrar, pero hoy en día poco comunes en los platos. Las alcachofas tienen una gran cantidad de fibra y ayudan a que las bacterias de nuestro sistema digestivo estén contentas.

INGREDIENTES

› 50 g de almendras sin piel (remojadas en 3 cucharadas de agua y 2 de aceite de oliva virgen extra)
› 3 alcachofas (unos 200 g)
› 50 g de hinojo (la parte blanca)
› 50 g de cebolla tierna

› 2 dientes de ajo
› aceite de oliva virgen extra
› sal marina
› pimienta negra
› 1 cucharadita de miso

ELABORACIÓN

Pon en remojo las almendras en agua con aceite un mínimo de 6 horas, así el resultado será más cremoso. (No tires el agua, pues la emplearemos en la receta).

Limpia las alcachofas, descartando las hojas duras del exterior y la punta, y quédate con el corazón. Si el tallo está tierno, también lo puedes pelar y utilizar. Córtalas en cuatro y cocínalas al vapor durante 15-20 minutos o hasta que estén tiernas (compruébalo pinchándolas con un cuchillo).

Corta el hinojo y la cebolla en cuadraditos, y lamina un diente de ajo. Pon una sartén al fuego y saltéalo todo con aceite de oliva, sal marina y pimienta negra. Añade las alcachofas tiernas con el resto de los ingredientes y saltea.

En una picadora, trocea las almendras con el agua del remojo y el aceite de oliva que has añadido. A continuación, incorpora las verduras salteadas y una cucharadita de miso, y tritura hasta que la mezcla quede bien emulsionada. Si fuera necesario, rectifica de agua y sal hasta conseguir el sabor y textura deseados.

Sirve el hummus con aceite de oliva y zumo de limón. Puedes decorar con unas hojas de hinojo, un puñado de semillas de calabaza y girasol ligeramente tostadas y un chorrito de vinagre de *umeboshi*.

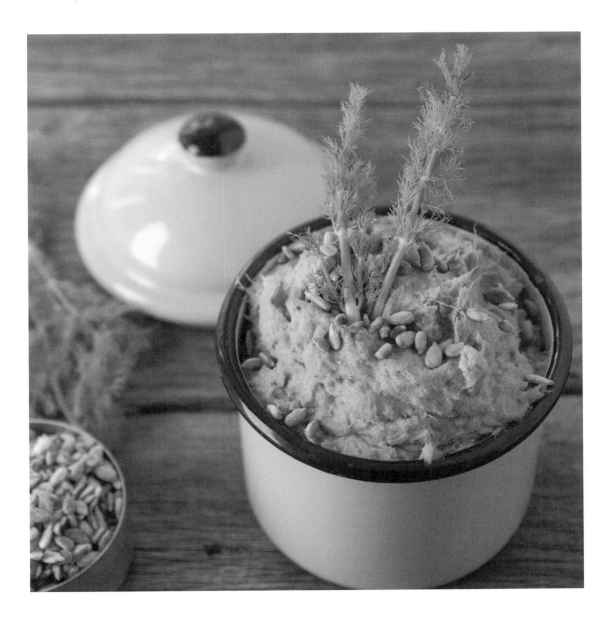

Paté de *tempeh* ahumado

Receta de Marco Fonseca – www.umaminaturalcooking.com

Tiempo de fermentación: 1 h
Tiempo de elaboración: 20 min
Estación: 4 estaciones
Para 4 raciones

Hace años que conocí a Marco y que probé su comida por primera vez y, desde entonces, me he enamorado de cada plato que cocina. Este paté tiene una textura y un sabor parecidos al *foie-gras* que él comía de pequeño. Yo suelo tomarlo como entrante o para picar entre horas. Estoy segura de que pasará a ser una de tus recetas favoritas.

INGREDIENTES

› 200 g de *tempeh*
› salsa *shoyu*
› 1 cebolla
› aceite
› sal

› ¼ pimiento rojo
› 1 cucharada de agar-agar
› 1 ajo
› ½ cucharada de pimentón ahumado

ELABORACIÓN

Para conseguir un sabor más intenso, macera el *tempeh*: córtalo en rodajas y colócalo en un bol con la salsa *shoyu* y agua. Déjalo reposar alrededor de 1 hora.

Después, pica la cebolla y saltéala con unas gotas de aceite y una pizca de sal hasta que esté dorada. Agrega el pimiento rojo y cocínalo hasta que también se dore.

Escurre el *tempeh* y saltéalo junto con el resto de los ingredientes. Cubre con agua, añade el agar-agar y cuécelo unos 10 minutos. Una vez esté hecho, deja que se enfríe hasta que quede compacto. Entonces, bátelo junto con el ajo crudo, un poco de aceite y la sal que sea necesaria.

Sírvelo con un poco de pimentón ahumado por encima y acompañado de pan tostado o de *crackers*.

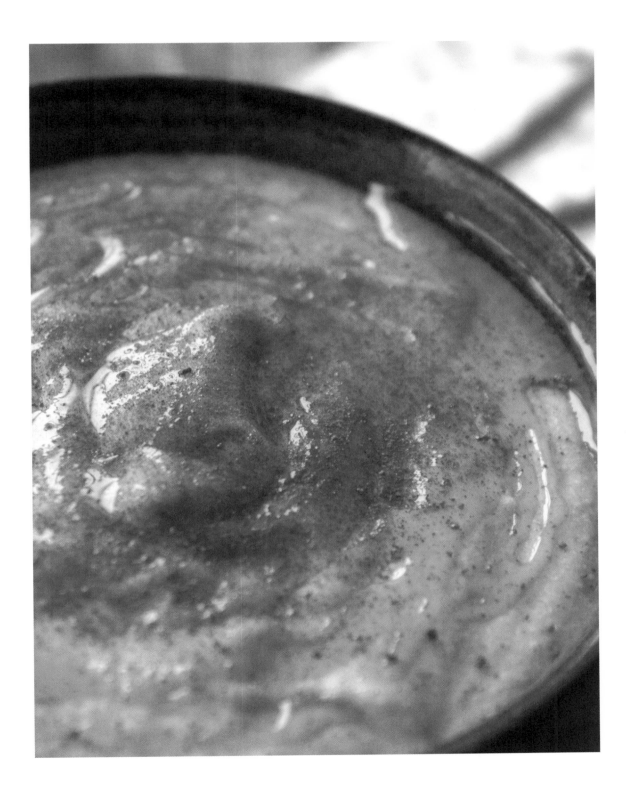

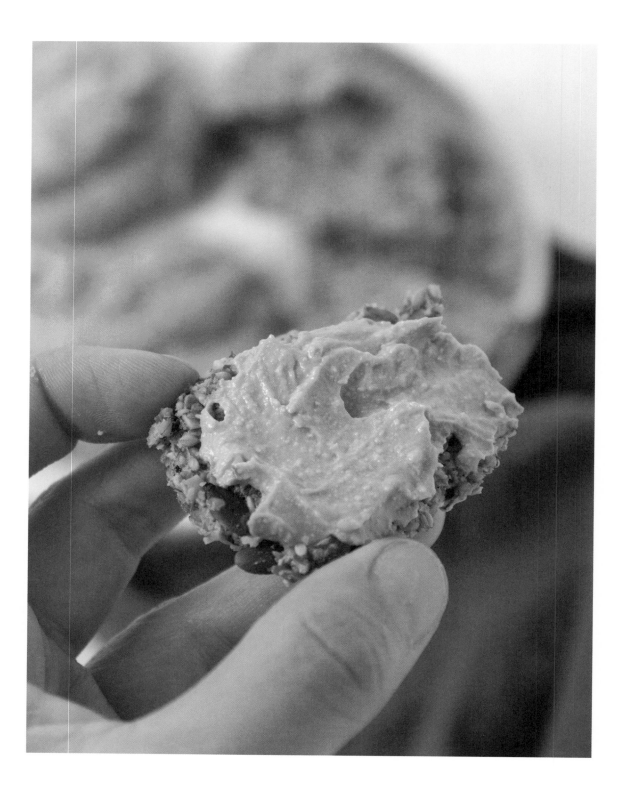

Paté de tofu *misozuke*

Tiempo de fermentación: 24 h

Tiempo de elaboración: 5 min

Estación: 4 estaciones

Para 4 raciones

La soja siempre se ha consumido fermentada; es importante comerla de esta forma para que asimilemos la proteína que contiene. Para mí, la mejor manera de prepararla es utilizando aliños que contengan *koji*, ya que este hace un trabajo maravilloso sobre la soja y la descomposición de su proteína.

INGREDIENTES

› 200 g de tofu

› 30 g de miso

› 50 ml de aceite

› ½ ajo

ELABORACIÓN

Coloca el tofu envuelto en miso en un recipiente de cristal y déjalo reposar a temperatura ambiente durante 24 horas, o más tiempo si te gusta el sabor intenso.

Una vez el tofu haya fermentado, retira el miso y guárdalo para utilizarlo en otra fermentación.

Pon el tofu fermentado y el resto de los ingredientes en el vaso de la batidora y bátelos hasta que quede una mezcla con textura de paté.

Sirve sobre panecillos o acompañado de crudités.

Mochi relleno de *kimchi* y nori

Tiempo de elaboración: 15 min

Estación: 4 estaciones

Para 4 raciones

El *mochi* es una pasta de arroz japonesa elaborada a base de arroz dulce que, cuando se calienta, adquiere una textura pegajosa por dentro y crujiente por fuera. Esta receta es uno de mis almuerzos favoritos en invierno; tengo la sensación de que calma la pérdida de calor.

INGREDIENTES

› 4 tabletas de *mochi*

› 2 cucharadas de aceite

› 100 g de *kimchi* tradicional de col china

› 2 hojas de alga nori

ELABORACIÓN

Para conseguir un buen resultado, hay que calentar el *mochi* en una sartén.

Así pues, empieza por cortarlo por la mitad (para luego rellenarlo) y ponlo en una sartén caliente con unas gotas de aceite. Dóralo por ambos lados hasta que, al aplastarlos ligeramente, notes el interior blandito.

Coloca el *kimchi* sobre una de las mitades y cúbrelo con la otra mitad del *mochi*.

Corta las hojas de nori de 1 cm de ancho y envuelve el *mochi* con el alga como si fuera un rollito. Coloca el cierre del alga sobre la sartén para que se cierre con el calor y quede como un emparedado.

Tómalo caliente; de lo contrario, se pondrá duro.

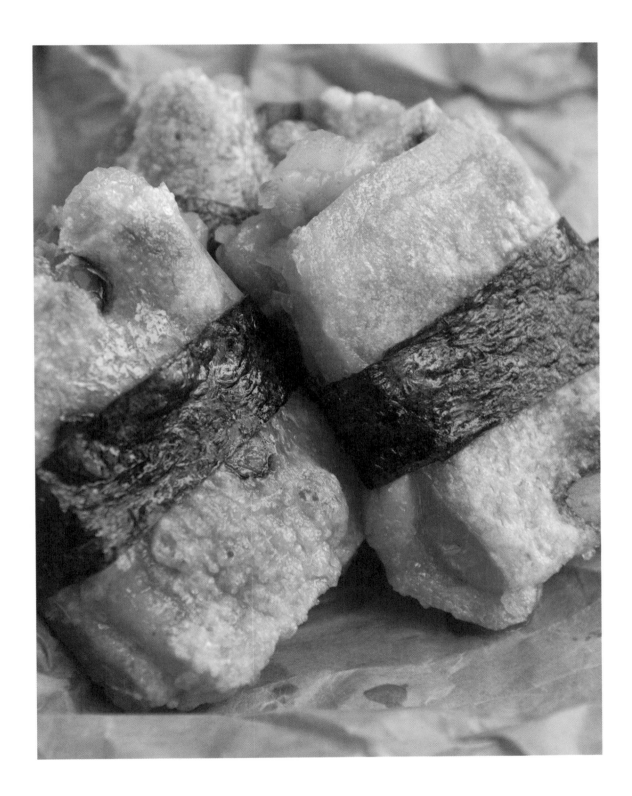

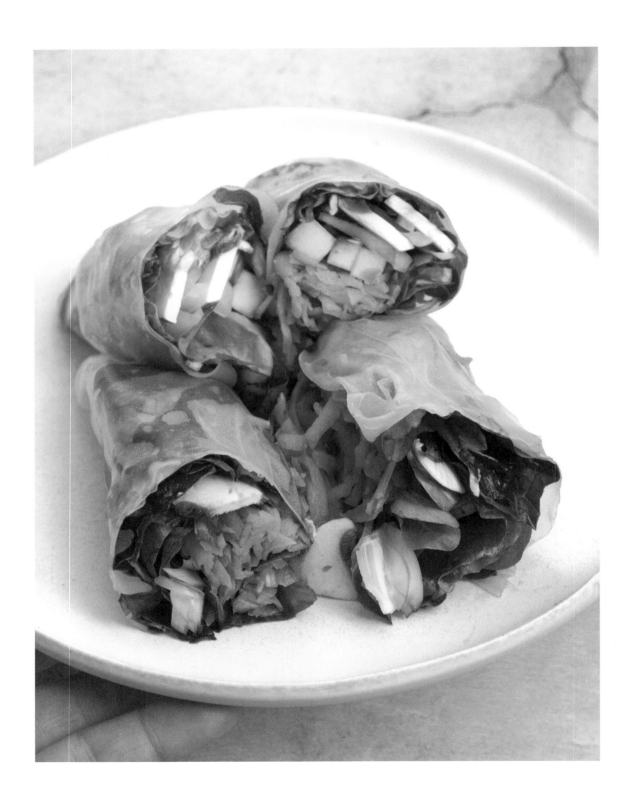

Rollitos de primavera con papel de arroz

Tiempo de elaboración: 15 min
Estación: primavera y verano
Para 4 raciones

El papel de arroz es un ingrediente muy sencillo de utilizar y puede convertir una simple ensalada en un entrante espectacular. Te propongo esta receta con diferentes colores, texturas y sabores que espero que te gusten.

INGREDIENTES

› 1 lechuga de hoja de roble
› 50 g de canónigos
› 2 zanahorias
› 2 pepinos

› 100 g de chucrut de lombarda
› 1 cebolla morada
› 10 champiñones
› 8 papeles de arroz

ELABORACIÓN

Primero, prepara todas las verduras para luego rellenar cómodamente los rollitos. Córtalas en tiras largas para que, más tarde, rueden bien en el rollito; de lo contrario, podrían romperlo. Lava y escurre bien las hojas —lechuga y canónigos— y córtalas de forma longitudinal; corta también las zanahorias y los pepinos en forma de palitos finos.

Pon abundante agua en un plato o ensaladera e introduce un papel de arroz el tiempo recomendado en el paquete del fabricante. Ten cuidado,

porque, si te pasas, podría quedarse muy pegajoso y, si no lo remojas lo suficiente, no será agradable de comer.

Cuando tengas una hoja hidratada, coloca los ingredientes cortados encima y enróllala hasta la mitad. Una vez aquí, dobla los lados hacia el interior y sigue enrollando hasta el final.

Repite el proceso hasta acabar con todos los ingredientes y sirve los rollitos con salsa de mostaza y yogur, el aliño mediterráneo (ver receta pág. 175).

Tapenade dulce

Tiempo de elaboración: 10 min
Estación: 4 estaciones
Para 4 raciones

La *tapenade* es una pasta típica de la Provenza (Francia) elaborada con aceitunas. Se puede preparar con muchos ingredientes; a mí me encanta que sean dulces y añadir hierbas aromáticas para conseguir una explosión de sabor.

INGREDIENTES

› 150 g de aceitunas de Aragón
› 6 ciruelas pasas
› 6 orejones de albaricoque
› 20 g de alcaparras
› 1 ajo
› 20 g de orégano fresco
› 2 cucharadas de aceite de oliva

ELABORACIÓN

En esta receta, la calidad de las aceitunas va a marcar la diferencia; así que te recomiendo que elijas unas bien sabrosas, incluso un poco saladas, ya que luego ese sabor se difuminará con el resto de los ingredientes.

Deshuesa las aceitunas negras. Colócalas en una picadora junto con el resto de los ingredientes y pícalo todo hasta dejarlo lo más fino posible.

Si la textura que obtienes es algo gruesa, puedes pasarlo también por la batidora hasta que sea similar al paté.

Al servir, decora la *tapenade* con unas hojas de orégano fresco.

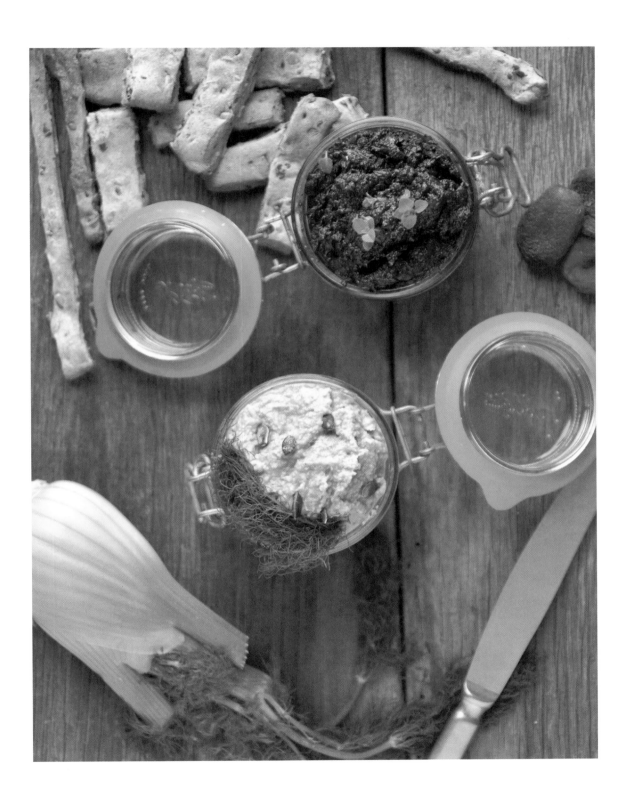

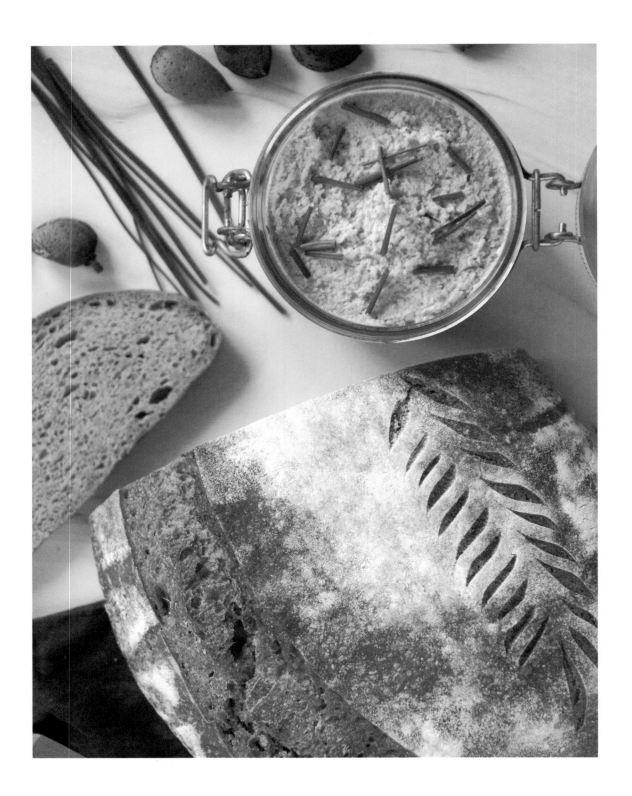

Crema fresca de almendras

Tiempo de fermentación: 24 h
Tiempo de elaboración: 5 min
Estación: 4 estaciones
Para 4 raciones

Normalmente, comemos los frutos secos tostados, pero también se pueden hidratar para elaborar recetas con texturas cremosas. En este caso, he utilizado almendras porque tienen un sabor neutro, pero puedes preparar esta crema con otros frutos secos y el resultado es igual de bueno.

INGREDIENTES

› 200 g de almendras
› 100 ml de líquido de chucrut u otro fermentado en salmuera
› 25 g de cebolla pequeña
› 10 g de cebollino

› ½ ajo
› 1 cucharadita de *umeboshi*
› ½ cucharadita de sal
› 1 cucharada de miso de cebada

ELABORACIÓN

Pon las almendras en remojo en el líquido del chucrut durante 24 horas, removiéndolas de vez en cuando para que se hidraten de forma homogénea.

Una vez pasado este tiempo, colócalas en una picadora con el resto de los ingredientes y pícalo todo lo más finamente posible. Bátelo si es necesario.

Dependiendo de la hidratación de las almendras, puede que necesites añadir más líquido de fermentado o no. Ve ajustando hasta conseguir una textura cremosa que se pueda untar.

Para servir, decora la crema con hojas de cebollino picadas. Puedes acompañarla con panecillos o crudités.

Alcachofas salteadas

Tiempo de elaboración: 15 min
Estación: primavera y otoño
Para 4 raciones

Esta es una de esas recetas que sorprende. Solo necesitas alcachofas y un poco de aceite y sal para conseguir unos crujientes deliciosos. Además, tienen un sabor muy especial. Es la única receta de alcachofas que comen mis hijas, y ellas tienen un paladar muy exigente.

INGREDIENTES

› 4 alcachofas
› 4 cucharadas de aceite de oliva
› 1 cucharadita de sal

ELABORACIÓN

Limpia las alcachofas eliminando las hojas más duras del exterior, que son de un verde más intenso, hasta que llegues a las más claritas; corta la parte superior y descártala. Pícalas en juliana, muy finas, pues, cuanto más finas, más crujientes quedarán.

Calienta una sartén a fuego alto y, cuando esté bien caliente, añade unas gotitas de aceite y una capa fina de alcachofas hasta cubrir toda la superficie. Si pones mucha cantidad, la sartén se enfriará y las alcachofas se cocerán, por lo que no conseguirás un resultado crujiente.

Saltéalas a fuego fuerte durante 3 minutos, moviéndolas continuamente para que se doren de forma uniforme. Un poco antes de sacarlas, añade una pizca de sal distribuyéndola de manera homogénea.

Repite el proceso hasta saltear todas las alcachofas y sirve al momento, antes de que se enfríen.

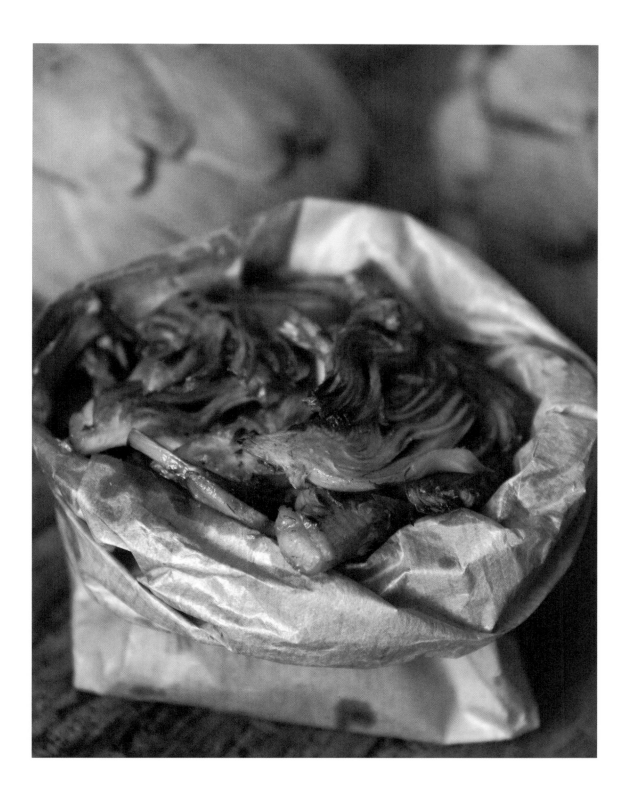

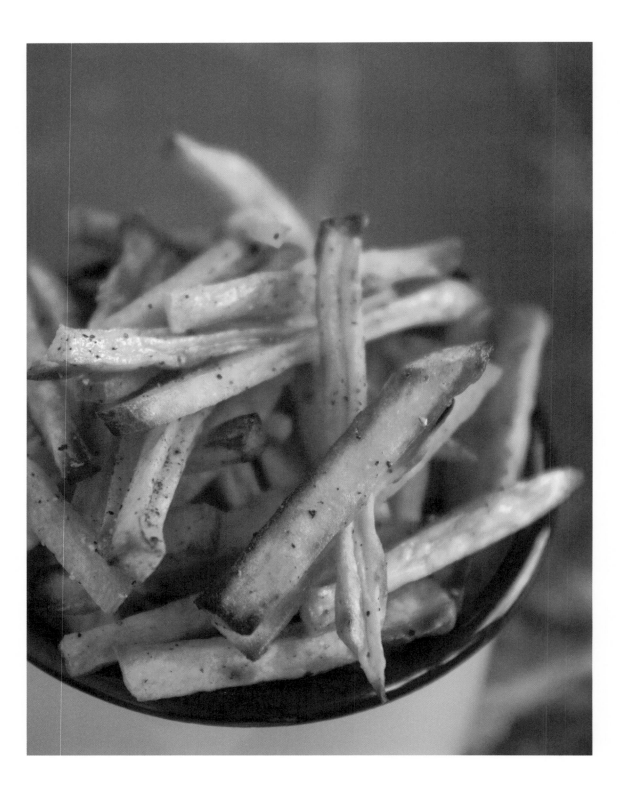

Patatas fritas de boniato

Tiempo de elaboración: 20 min
Estación: 4 estaciones
Para 4 raciones

Esta alternativa a las patatas fritas es crujiente y sabrosa. Además, el boniato aporta grandes beneficios a nuestra microbiota, ya que contiene almidón resistente. En mi casa, la receta que más gusta es esta: sencilla, sin añadir muchos condimentos y, sobre todo, con un resultado bien crujiente.

INGREDIENTES

› 500 g de boniato
› 3 cucharadas de aceite de oliva
› sal al gusto
› pimienta al gusto

ELABORACIÓN

Pela los boniatos y lávalos bajo el grifo hasta que queden bien limpios. Córtalos en bastones, como si fueran patatas fritas, y de un tamaño similar para que en el horno se hagan al mismo tiempo.

Ponlos en un plato y añade el aceite, sal y pimienta. Mezcla hasta que queden bien untados.

Precalienta el horno a 230 °C. Mientras tanto, coloca papel vegetal sobre la bandeja de rejilla y distribuye los bastones de boniato sin amontonarlos. Mételos a media altura en el horno, asegurándote de que ha alcanzado la temperatura indicada, y deja que se asen durante 15 minutos con el ventilador encendido.

Antes de sacarlos, comprueba que estén bien hechos, pues cada horno funciona de forma diferente y quizá tengas que ajustar el tiempo.

Rolls de la abundancia

Receta de Ana Laura Duarte - www.analauraduarte.com - @duarte.ana.laura

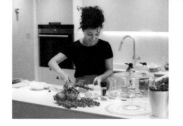

Tiempo de fermentación: zanahorias, 2 semanas; ajos, 5 días

Tiempo de elaboración: 15 min

Estación: 4 estaciones

Para 4 raciones

La base de estos *rolls* son unas crepes de avena, un ingrediente fácil de encontrar. Probando a sustituir el cereal por otro, como cebada o centeno, cambiarás el sabor. Lo más interesante de esta receta es que puedes rellenar los *rolls* con lo que prefieras y tomarlos de distintas formas.

Aquí te propongo como relleno un fermento de zanahorias y menta —que me encanta porque es sencillo de preparar, aporta un sabor ligeramente dulce, tiene una textura crujiente y es ideal para iniciar a los niños en el mundo de los fermentados—, y un aliño de ajos fermentados en miel, un antibiótico natural.

INGREDIENTES

Para las crepes

› 1 taza de avena remojada en una taza de agua la noche anterior

› 1 huevo (opcional)

› 1 taza aprox. de caldo de verduras, bebida vegetal o agua

› ¼ taza de aceite de oliva

› 1 cucharadita de sal marina

› pimienta negra, pimentón, comino, orégano, *zaatar*... al gusto

Para el relleno

› 5 zanahorias

› 1 cucharadita de sal marina

› anís, pimienta negra y cilantro al gusto

› menta fresca al gusto

Para el aliño

› 1 cabeza de ajo

› 250 g de miel cruda

ELABORACIÓN

Tritura en la batidora la avena, previamente remojada, junto con el resto de los ingredientes de las crepes. Hay que lograr una masa líquida pero consistente y homogénea, teniendo en cuenta que, cuanto más espesa, más gruesas serán las crepes.

El huevo es un ingrediente opcional que aporta

elasticidad, pero puedes sustituirlo por un poco más de aceite vegetal.

En una sartén caliente con unas gotas de aceite o en una crepera, vierte una cantidad de masa que cubra toda la superficie, extendiéndola bien, para que la crepe sea más fina. Se hace muy rápido: una vez que esté levemente dorada por ambos lados, ya estará lista. Prepara tantas crepes como desees.

El primer paso para elaborar el relleno de fermento de zanahorias y menta es rallar la zanahoria y añadirle la sal. Mezcla hasta que obtengas líquido. Agrega las especias y la menta, y combínalo bien hasta que quede homogéneo.

Pon la mezcla en un frasco de cristal y presiona para que el líquido cubra las zanahorias; es importante que te asegures de que quedan bajo el líquido en el proceso de fermentación. Coloca el frasco en un lugar a temperatura ambiente durante dos semanas antes de consumir. Verás que

van saliendo burbujas y el sabor cambia durante el proceso. Una vez comiences a consumirlo, consérvalo en la nevera.

Para preparar el aliño de ajos fermentados en miel, aplasta los ajos ligeramente, pélalos y colócalos en un tarro de cristal. Cúbrelos con miel cruda, intentando eliminar todas las burbujas. Déjalo reposar y verás que la miel se va asentando y las burbujas de aire desaparecen. Consérvalo a temperatura ambiente. A medida que pasa el tiempo, la miel quedará más líquida y los ajos se irán transformando. Esta preparación puede durar años fuera de la nevera.

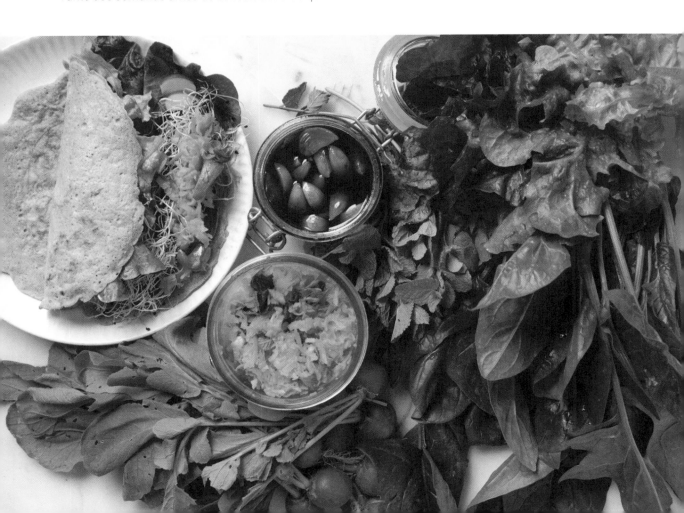

Granola al romero

Tiempo de elaboración: 25 min
Estación: 4 estaciones
Para 4 raciones

Quizá nunca hayas probado una granola salada... ¡Pues te aseguro que te va a encantar! Además de ser un delicioso picoteo, la he incluido en algunas recetas de desayunos salados y el resultado es exquisito.

INGREDIENTES

› 300 g de copos de avena finos precocidos
› 100 g de trigo sarraceno en grano
› 100 g de nueces
› 50 g de semillas de girasol
› 2 ramas de romero fresco

› 1 cucharada de sal fina
› 2 cucharadas de melaza de arroz o sirope de agave
› 50 ml de aceite de oliva

ELABORACIÓN

En una ensaladera, mezcla los copos de avena, el trigo sarraceno, las nueces picadas en trocitos pequeños, las semillas de girasol enteras y las hojas de dos ramas de romero picadas. Combina bien todos los ingredientes.

Añade la sal, la melaza de arroz y el aceite de oliva, y vuelve a mezclar muy bien; sobre todo, asegúrate de que la melaza y el aceite lo impregnen todo.

Calienta el horno a 160 °C arriba y abajo. En una bandeja con papel vegetal, extiende bien la mezcla que has preparado, de manera que quede tan fina como puedas, e introdúcela en el horno. Déjala entre 10 y 15 minutos, removiendo continuamente para que se dore de forma homogénea.

Si la guardas en un bote, se conservará crujiente durante varias semanas.

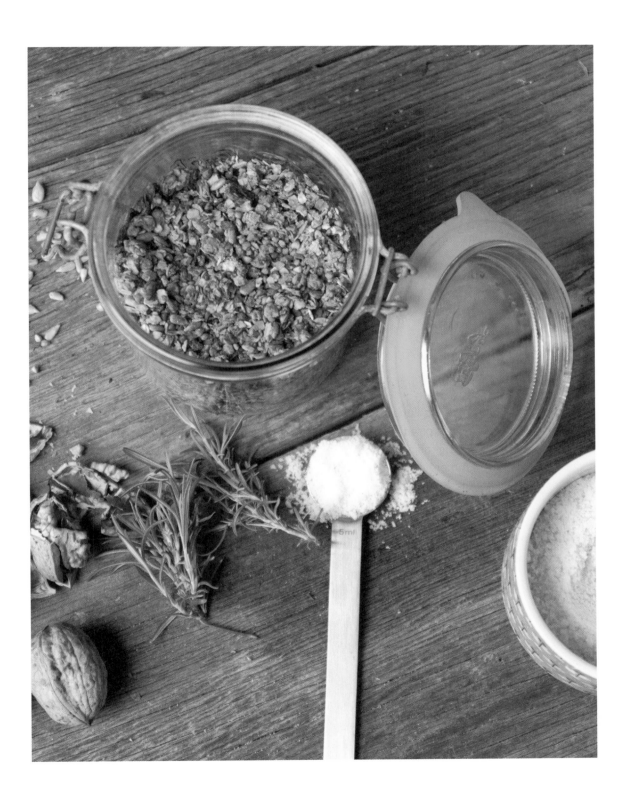

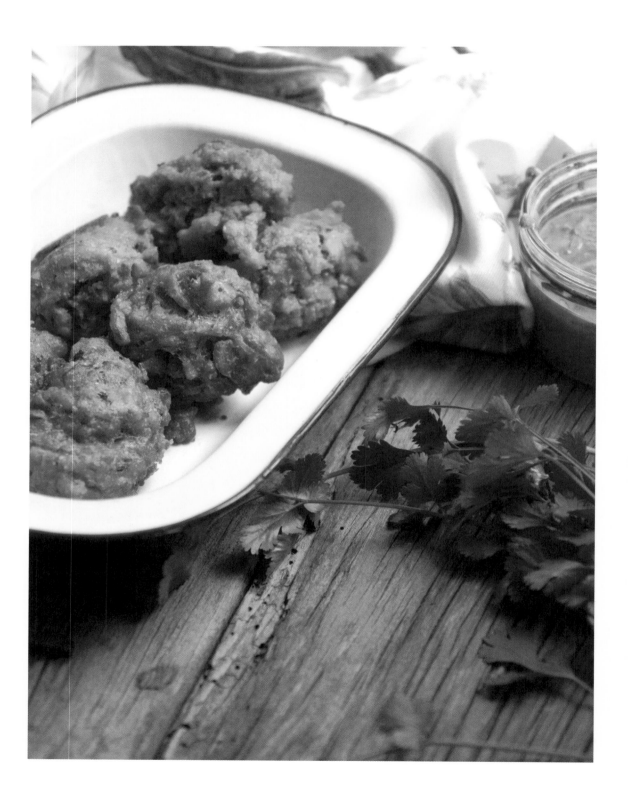

Pakora de cebolla

Tiempo de elaboración:

10-15 min

Estación: 4 estaciones

Para 4 raciones

Esta receta es típica de la India y una de las que más me gustaron cuando visité ese país. Yo la prefiero bien especiada y ligeramente picante, pero puedes ajustar la cantidad de especias para adaptarla a tus gustos.

INGREDIENTES

› 2 cebollas

› 1 pimiento verde

› 10 cucharadas de harina de garbanzos

› 3 cucharadas de harina de arroz

› ½ cucharadita de curry

› ½ cucharadita de pimentón

› ½ cucharadita de bicarbonato

› sal

› 150 ml de agua

› 100 ml de aceite para freír

ELABORACIÓN

Por un lado, pica las cebollas y el pimiento verde en trozos de 1 centímetro aproximadamente.

Por otro lado, en un bol, mezcla la harina de garbanzos, la de arroz, el curry, el pimentón, el bicarbonato, la sal y el agua. Debe quedar una textura similar a la de la masa de crepe, así que quizá tengas que ajustar la cantidad de agua dependiendo del líquido que suelte la verdura que vas a añadir.

Incorpora la cebolla y el pimiento picados a la mezcla, y amasa hasta que quede todo bien combinado.

Calienta una sartén con el aceite. Con la ayuda de una cuchara, añade una pequeña cantidad de masa; verás que toma forma por sí misma. Deja que se cocine hasta que se despegue sola de la sartén. Dórala por ambos lados para que quede bien hecha por dentro.

Repite el proceso hasta terminar con toda la masa y sirve la *pakora* con alguna salsa.

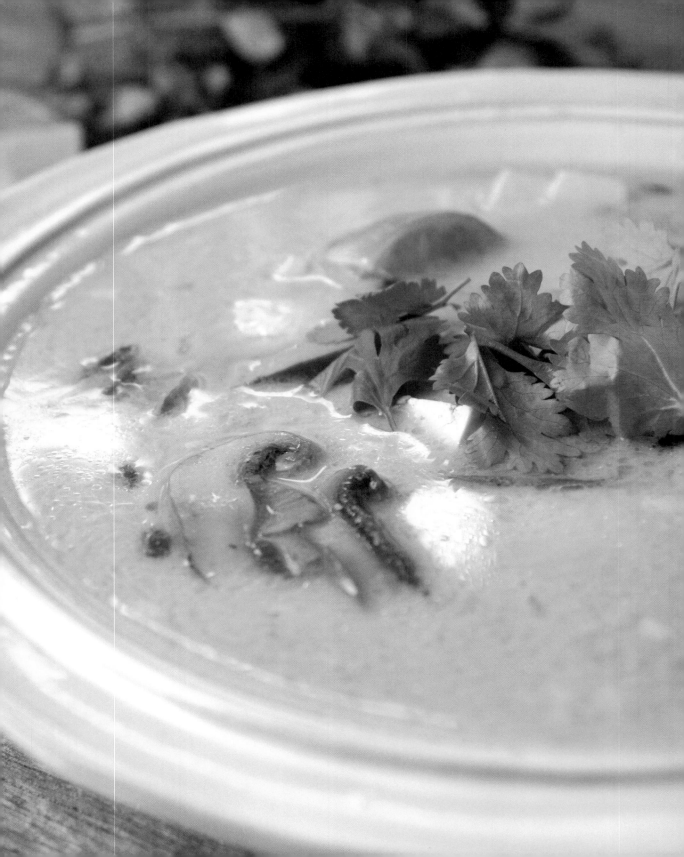

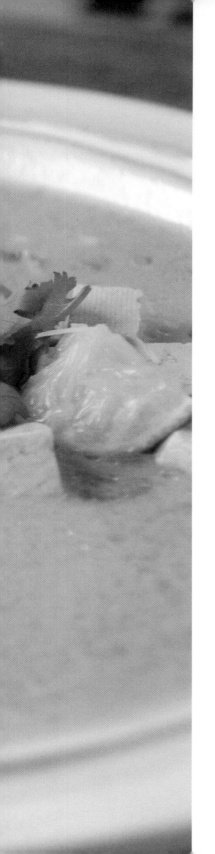

Recetas

Sopas y cremas

Crema de lentejas rojas con espinacas y cebolla caramelizada

Tiempo de remojo: 12-24 h

Tiempo de elaboración: 25 min

Estación: 4 estaciones

Para 4 raciones

La lenteja roja es una de las legumbres más finas y digeribles. Además, es muy versátil: puedes utilizarla tanto para preparar cremas y purés como para hacer hamburguesas o falafeles.

INGREDIENTES

› 200 g de lentejas rojas

› 2 cucharadas de aceite

› 3 cebollas

› 2 dientes de ajo

› 2 tomates secos

› 1 cayena

› 1 litro de agua

› 1 cucharadita de sal

› 100 g de espinacas

ELABORACIÓN

Pon las lentejas en remojo el día anterior para que se produzca una ligera fermentación y digieras bien la crema.

Al día siguiente, calienta una cazuela con aceite, y dora una cebolla bien picada y los dientes de ajo. Agrega las lentejas escurridas, los tomates secos finamente picados y la cayena. Añade el agua y cuece durante 20 minutos. Irás viendo que las lentejas se van deshaciendo con la cocción y cada vez son más cremosas.

Por otro lado, pon una sartén al fuego con unas gotas de aceite. Corta las otras dos cebollas en medias lunas y dóralas ligeramente. Echa la sal y un poco más de aceite, y deja que se cocinen a fuego muy bajo durante largo rato; cuanto más tiempo estén, mayor será el dulzor.

Limpia y pica las espinacas, e incorpóralas a las lentejas 2 minutos antes de apagar el fuego. Guarda alguna cruda para decorar la crema.

Añade las dos cebollas cocinadas a fuego bajo a las lentejas y sirve la crema colocando unas hojas de espinacas crudas encima y, sobre esta, la cebolla caramelizada.

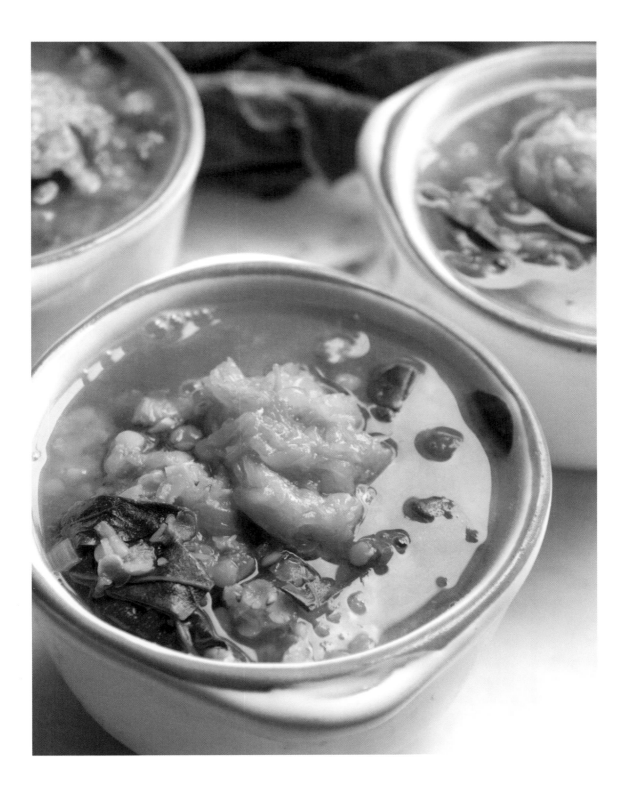

Crema de alcachofas con manzana y tomillo

Receta de Amanda Bataller – www.amandabataller.com

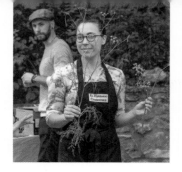

Tiempo de elaboración: 35 min
Estación: primavera y otoño
Para 4 raciones

Me encanta el trabajo que hace Amanda para difundir conocimientos sobre fermentación, alimentación de cercanía y plantas silvestres. Es una apasionada de la naturaleza y del cuidado de nuestro entorno. Estoy feliz de compartir contigo esta maravillosa receta que ha escrito para el libro.

INGREDIENTES

› 1 cebolla grande
› 80 ml de aceite de oliva virgen extra
› 1 puerro grande
› 2 dientes de ajo
› 6 alcachofas
› 2 patatas medianas o 1 grande
› 2 manzanas golden

› unas ramitas de tomillo fresco o 1 cucharadita de tomillo seco
› sal al gusto
› pimienta al gusto
› 1 litro de caldo de verduras o agua
› un chorrito de zumo de limón (opcional)

ELABORACIÓN

Pela la cebolla y córtala en dados. Póchala a fuego medio en una olla grande con el aceite y un poco de sal durante unos 4 minutos. Mientras tanto, corta el puerro en rodajas y el ajo en láminas, y añádelos a la olla. Cocina durante unos 3-4 minutos más.

Pela las alcachofas retirando las hojas externas y unos 3 centímetros de la parte superior, la que tiene un color más oscuro. Córtalas por la mitad verticalmente y divide cada mitad en tres trozos. Añádelas inmediatamente a la olla o se pondrán marrones. Cocínalas durante unos 5 minutos.

Mientras tanto, pela las patatas y la manzana, y córtalas en trozos de unos 2-3 centímetros. Incorpóralas a la olla junto con el tomillo, la sal y la pimienta, y espera a que se doren un poco las verduras para extraer todo su sabor.

Agrega el caldo, remueve bien y sube el fuego. Cuando hierva, baja a fuego medio-suave y cocina durante unos 12-15 minutos hasta que la patata esté cocinada. Prueba el caldo y añade más sal o pimienta si ves que es necesario.

Retira del fuego, deja enfriar unos minutos y añade un chorrito de zumo de limón.

Tritura la crema hasta que esté bien fina. Para evitar que queden hilos de las alcachofas, lo mejor es pasar la crema por un pasapurés o un chino. Si no tienes, también puedes utilizar un colador, pero es más laborioso.

A la hora de servir, puedes dorar unas alcachofas cortadas en rodajas finas hasta que queden crujientes o añadir unas hojas frescas de tomillo y un chorrito de aceite de oliva.

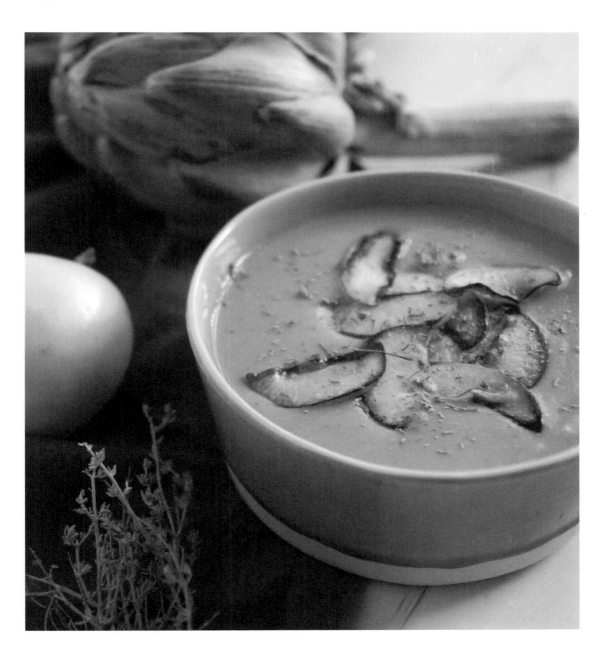

Crema agridulce de raíces al hinojo

Tiempo de elaboración: 40 min
Estación: otoño e invierno
Para 4 raciones

Las raíces son grandes aliadas del sistema digestivo: refuerzan sus funciones y aportan gran cantidad de fibras y nutrientes. Son las estrellas del invierno porque hay gran variedad y, además, las puedes preparar de cientos de maneras diferentes.

INGREDIENTES

> 1 cucharada de aceite
> 100 g de cebolla
> 1 cucharadita de sal
> 200 g de boniato
> 100 g de remolacha

> 50 g de zanahoria
> 1 raíz de hinojo
> 20 ml de concentrado de manzana
> 20 ml de líquido de fermentación de *kimchi* tradicional (puedes añadir vinagre de arroz)

ELABORACIÓN

Pon una cazuela al fuego y, cuando esté caliente, añade el aceite y seguidamente la cebolla cortada en medias lunas. Saltéala con un poco de sal hasta que quede transparente.

Agrega entonces el resto de las verduras picadas, excepto el hinojo, y rehógalas durante 10 minutos a fuego medio; ve removiéndolas para que se intensifique el sabor. Una vez estén doradas, echa agua hasta cubrirlas y cocina hasta que la remolacha quede bien cocida, alrededor de 25 minutos.

Pica el hinojo en trozos pequeños y saltéalo en una sartén con unas gotas de aceite y un poco de sal. Cuando esté dorado, resérvalo.

Una vez cocinados todos los vegetales, tritúralos hasta que la textura sea bien fina y prueba para ver si está bien de sal. Rectifica hasta que quede sabroso.

Cocina 5 minutos más y apaga el fuego. Agrega ahora el concentrado de manzana y el líquido del fermentado para añadir probióticos y darle un sabor ácido.

Sirve la crema y decórala con el hinojo salteado.

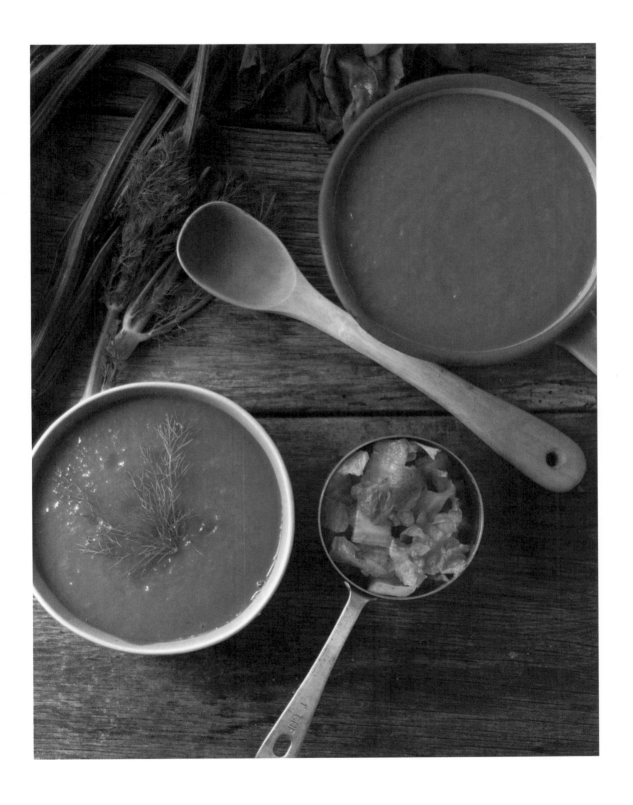

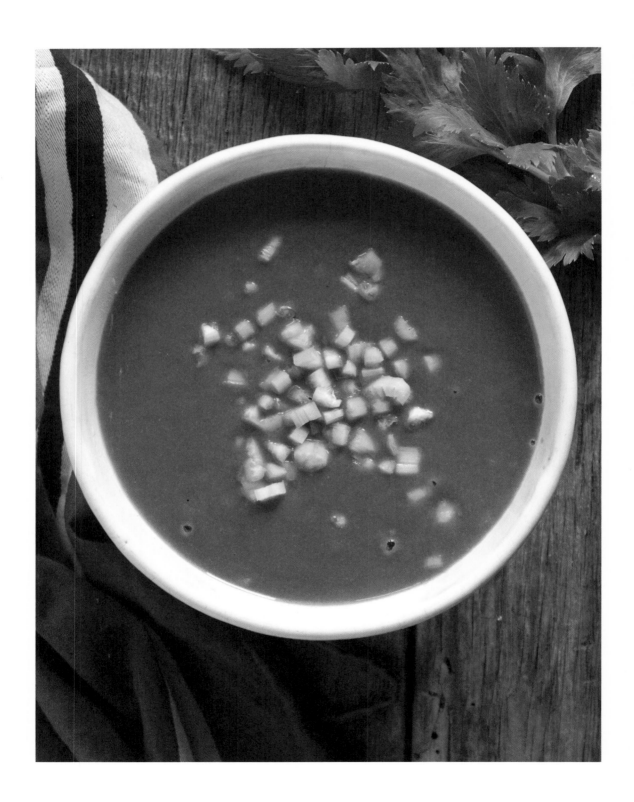

Crema de verduras de hoja verde con crujiente de *pickles*

Tiempo de fermentación: 2 h
Tiempo de elaboración: 30 min
Estación: primavera
Para 4 raciones

Las verduras de hoja verde son ricas en clorofila y fibra. Además de consumirlas frescas, puedes gozar de platos de cuchara los días fríos.

INGREDIENTES

› 2 ramas de apio
› 1 cucharadita de sal
› 2 cucharadas de aceite
› 2 cebollas

› 1 manojo de espinacas
› 3 hojas de col
› 200 g de berros

ELABORACIÓN

Para comenzar, pica el apio en cuadraditos finos, colócalo en un plato hondo y añade un poco de sal. Pon entonces un peso encima —una ensaladera o algo similar— y deja que fermente durante 2 horas.

En una cazuela al fuego, añade unas gotas de aceite y, a continuación, la cebolla picada en medias lunas y un poco de sal, y deja que se dore ligeramente.

Mientras tanto, lava las espinacas y elimina el tallo de las hojas de col, y pícalas. Limpia los berros y resérvalos.

Incorpora todas las verduras a la cazuela y rehoga ligeramente. Después, añade agua hasta la altura de las verduras y cocina a fuego bajo durante 20 minutos.

Bátelo hasta que adquiera una textura fina y sirve con un chorrito de aceite de oliva y el apio fermentado por encima, a modo de picatostes.

Sopa de miso para las cuatro estaciones

Tiempo de elaboración: 25 min

Estación: 4 estaciones

Para 4 raciones

El miso es el alimento de los samuráis, y en Japón se utiliza en diversos platos, además de para elaborar sopas. Para mí, es un básico en la cocina y, dependiendo de la estación en la que nos encontremos, podemos variar la receta de esta sopa para conseguir un resultado exquisito.

INGREDIENTES

Para la sopa de miso de primavera

> 2 partes verdes del puerro

> 1 nabo pequeño

> 10 tirabeques

> un puñado de germinados

> 1 litro de agua

> 2 cucharadas soperas de miso de cebada

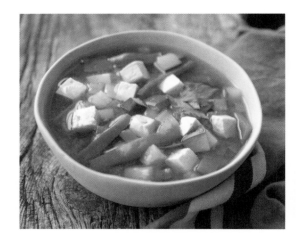

Para la sopa de miso de verano

> 1 cebolla fresca

> ½ calabacín

> 5 judías verdes

> ½ rama de apio

> ½ limón en zumo

> 2 cm de alga wakame

> 100 g de tofu

> 1 litro de agua

> 1 cucharada sopera de miso de arroz

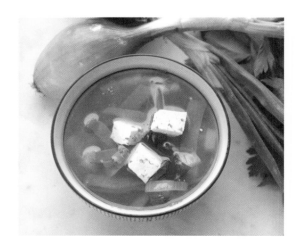

Para la sopa de miso de otoño

› 8 *gyozas* de *tempeh*

› 1 zanahoria

› 4 setas

› 1 puerro

› 2 ramas de coliflor

› aceite

› sal

› 1 litro de agua

› 1 cucharada sopera de miso de arroz

Para la sopa de miso de invierno

› 1 rodaja de calabaza

› 6 coles de Bruselas

› 1 puerro

› 1 nabo pequeño

› aceite

› sal

› 1 litro de agua

› 1 cucharada sopera de *hatcho* miso

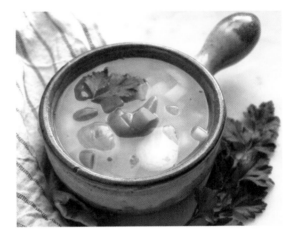

ELABORACIÓN

La sopa de miso se puede preparar de múltiples formas. En otoño y en invierno, a mí me gusta saltear las verduras para intensificar el sabor; en cambio, prefiero hacerla más ligera en primavera y verano.

Para elaborar las recetas de otoño e invierno, empieza por picar todos los ingredientes y después pon unas gotas de aceite en una cazuela caliente. Añade las verduras y la sal, y saltéalas hasta que cambien de color. Entonces, vierte el agua y, una vez comience a hervir, deja que se cuezan durante 20 minutos.

En el caso de las recetas de primavera y verano, sáltate el primer paso. Pon las verduras directamente en la cazuela con agua hirviendo y un poco de sal, y cuécelas durante 20 minutos.

Al finalizar el tiempo de cocción, incorpora el miso y apaga el fuego. Es importante que el alimento fermentado no se cocine o, de lo contrario, perdería sus probióticos y, por lo tanto, los beneficios.

Puedes guardar la sopa para tomarla más tarde. Te recomiendo que añadas el miso justo cuando la calientes.

Sopa *thai* con citronela

Tiempo de elaboración: 20 min
Estación: 4 estaciones
Para 4 raciones

En Asia, es muy frecuente el consumo de sopas y, si viajas a Tailandia, es común encontrar esta receta, que suele ser bastante picante; pero puedes ajustarla para que te sepa como más te guste.

INGREDIENTES

› 6 champiñones
› 200 g de tofu
› 2 ajos, si son frescos mejor
› 700 ml de caldo de verduras
› 400 ml de bebida de coco

› 2 chiles
› 1 tallo de citronela
› 3 trozos de limón fermentado en sal o limas
› 2 cm de jengibre
› 1 manojo de cilantro fresco

ELABORACIÓN

Corta los champiñones en láminas y el tofu en cubos de 1 centímetro aproximadamente. Pela los ajos y pártelos por la mitad.

A continuación, pon una cazuela al fuego e incorpora el caldo de verduras, la bebida de coco, los champiñones laminados, los dados de tofu, los chiles, el tallo de citronela y los ajos partidos.

Una vez comience a hervir, deja que se cueza 10 minutos a fuego medio.

Transcurrido este tiempo, apaga el fuego y añade los limones. Ralla el jengibre y vierte su jugo.

Sirve con cilantro fresco picado por encima.

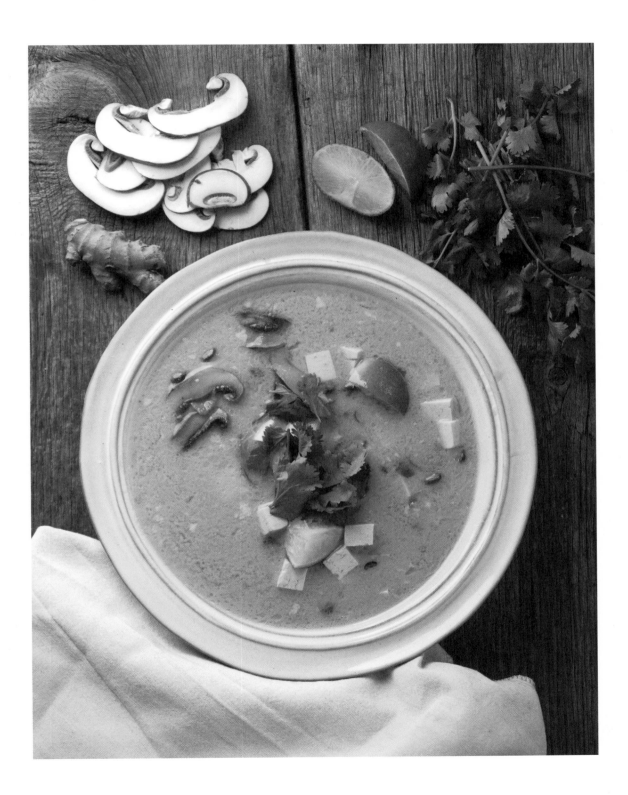

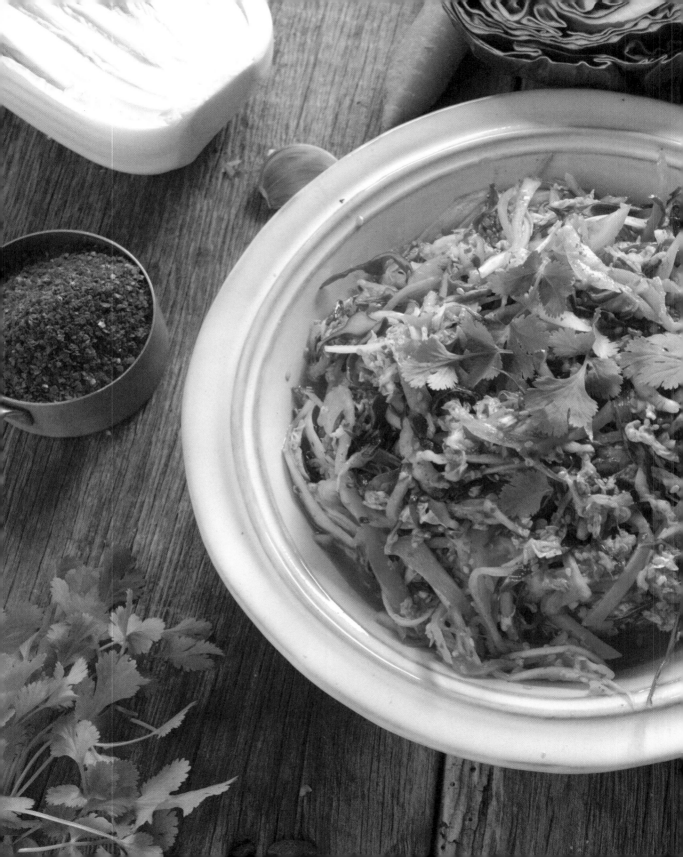

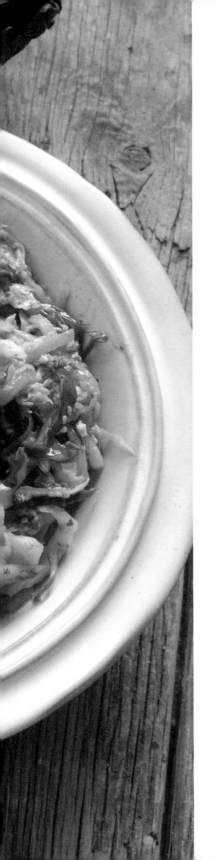

Recetas

Ensaladas

Puerros fermentados rellenos de hummus de cúrcuma y calabaza

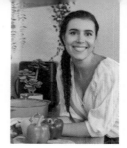

Receta de Amanda Franco Ortiga - www.amandaortiga.com

Tiempo de elaboración: 30 min

Estación: 4 estaciones

Para 4 raciones

Esta receta es una reinterpretación de algo tan mágico y sencillo como es un hummus. La combinación de este con el puerro, un encurtido probiótico que fácilmente puedes hacer en casa, lo lleva a otro nivel. Se acompaña de *dukkah*, una mezcla de semillas egipcias que aporta aroma al plato y, para redondearlo, no puede faltar un poco de pimentón de La Vera, imprescindible siempre que preparamos hummus.

INGREDIENTES

Para el hummus de cúrcuma y calabaza

› 1 taza de calabaza asada

› 1 taza de garbanzos cocidos

› 4 dientes de ajo asados o ½ diente de ajo crudo

› 1 cucharada de tahíni

› zumo de ½ limón

› 1 cucharadita de comino en polvo

› sal al gusto

› 1 cucharada de cúrcuma fresca rallada

› 2 cucharadas de aceite de oliva virgen extra

› ¼ taza de agua (opcional)

› 4 puerros fermentados

Para el *dukkah* de sésamo negro

› 1 cucharada de sésamo negro

› 1 cucharada de semillas de cilantro

› 1 cucharada de pimienta negra en grano

› 1 cucharada de comino en grano

› ½ cucharadita de sal

Para el aceite de pimentón

› ¼ de taza (50 ml) de aceite de oliva virgen extra

› ½ cucharadita de pimentón dulce ahumado de La Vera

ELABORACIÓN

Comienza preparando el hummus. Tritura todos los ingredientes, excepto los puerros, con una batidora o procesadora hasta conseguir una consistencia cremosa. Ajusta el punto de sal. Si la mezcla es muy densa y cuesta batirla, puedes incorporar un poco de agua. Tiene que quedar sin grumos. Pon el hummus en una manga pastelera para que sea más sencillo rellenar los puerros encurtidos.

A continuación, prepara el *dukkah*. Tritura todos los ingredientes con una batidora o procesadora hasta lograr una textura arenosa. Reserva en un tarro de cristal. Si no lo utilizas todo para esta receta, puedes conservarlo durante semanas en la nevera y añadirlo a arroces, ensaladas o verduras.

Por último, haz el aceite de pimentón simplemente mezclando ambos ingredientes hasta que no queden grumos.

Ahora ya puedes montar el plato. Primero, limpia los puerros fermentados. Si las hojas exteriores están muy duras, descártalas y utiliza las de dentro, más tiernas. Con ayuda de un cuchillo, haz un corte longitudinal al puerro y separa las capas (en la foto verás claro cómo). Divide en dos cada capa y selecciona 10-12 trozos. Asegúrate de que

sean de un ancho adecuado para comer el puerro relleno de un bocado.

En un plato, coloca las capas de puerro que has cortado —que serán como pequeños cilindros vacíos— y rellénalos de hummus. También puedes colocar los puerros tumbados y rellenarlos utilizando el corte que has hecho en uno de sus lados; depende de la presentación que quieras.

Una vez rellenos los puerros, espolvorea un poco de *dukkah* por encima y añade unas gotas del aceite de pimentón. ¡Y no olvides tener a mano un poco de pan para mojar! La combinación del aceite, el *dukkah* y el jugo de los puerros es irresistible.

Puedes añadir germinados o brotes para darle un toque verde, o unas hojitas de cilantro fresco.

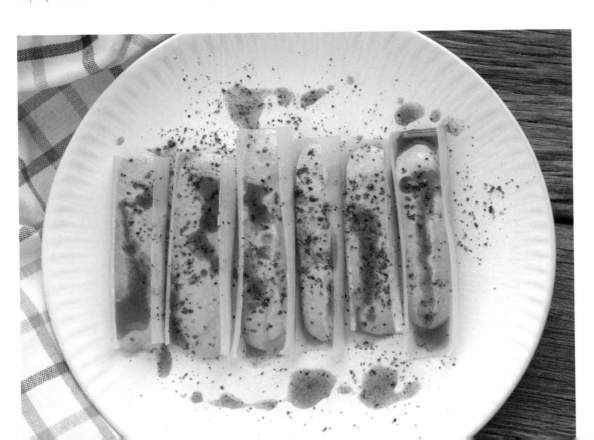

Puerros escaldados con *kimchi*

Tiempo de elaboración: 15 min

Estación: 4 estaciones

Para 4 raciones

A veces, las mejores recetas son las más simples, y esta es una de ellas. Yo la suelo preparar con la parte verde de los puerros que solemos desechar. Estoy segura de que te va a encantar.

INGREDIENTES

› 1 manojo de puerros
› 1 cucharadita de sal
› 100 g de *kimchi*
› 4 cucharada de aceite de oliva
› 1 cucharada de vinagre de manzana

ELABORACIÓN

Empieza por limpiar los puerros y eliminar el barro que tengan. Para ello, haz un corte vertical en la zona verde y lávalos con abundante agua bajo el grifo. Córtalos del tamaño de la cazuela.

Pon una cazuela al fuego con abundante agua y llévala a ebullición. Añade la sal y cuece los puerros a fuego alto. Se busca que los puerros queden blandos, pero con un toque crujiente; así que con 5-7 minutos tendrán suficiente. Seguidamente, escúrrelos bien en un colador grande.

En un mortero, mezcla el *kimchi*, el aceite de oliva y el vinagre hasta que quede todo bien combinado.

Coloca en un plato los puerros que has cocinado y vierte la salsa sobre ellos.

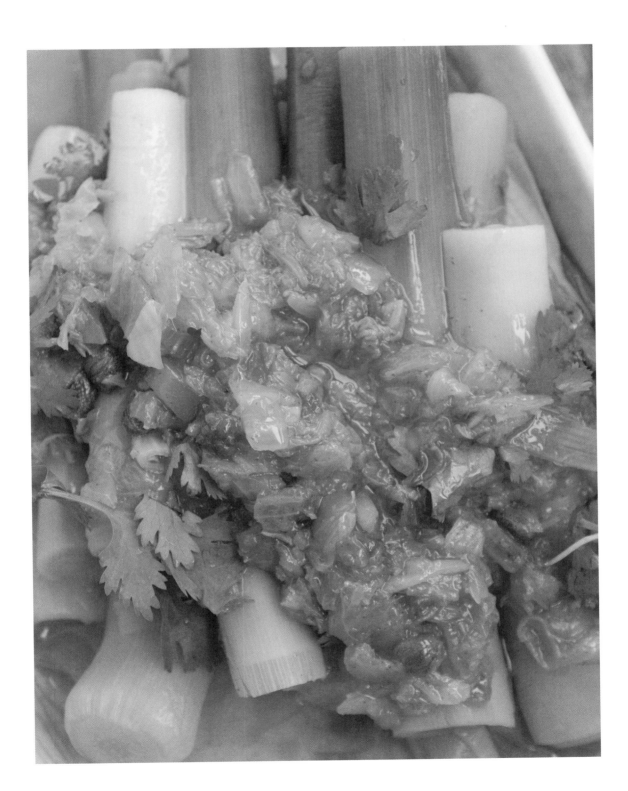

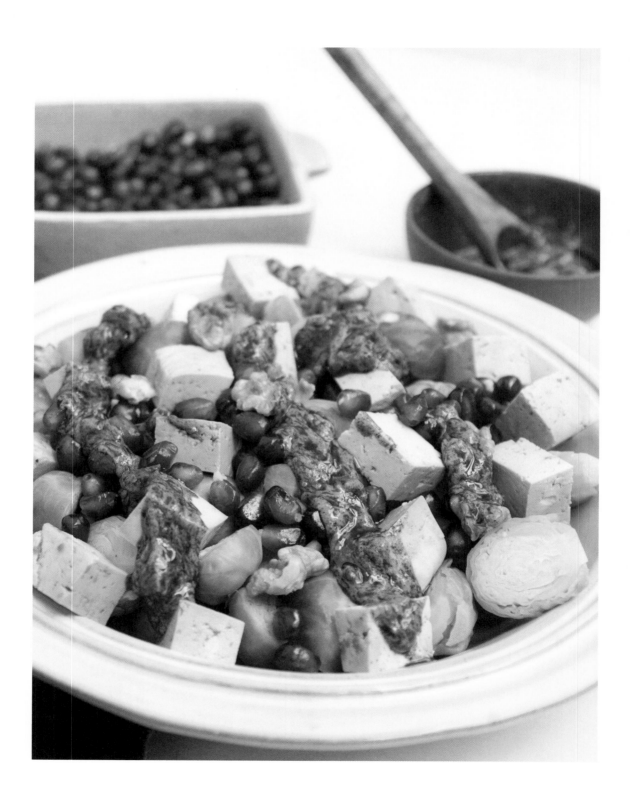

Ensalada de coles de Bruselas con granada

Tiempo de fermentación: 24 h
Tiempo de elaboración: 20 min
Estación: otoño e invierno
Para 4 raciones

Hay que saber cocinar las coles de Bruselas para que esta verdura te guste. A mí me encantan, pero reconozco que solo desde que empecé a hacer algunas recetas que cambiaron la idea que tenía de ellas. Esta, en forma de ensalada, se convertirá en una de tus favoritas porque mantiene el crujiente y aporta gran cantidad de minerales.

INGREDIENTES

> 100 g de tofu
> 1 cucharada de miso
> 200 g de coles de Bruselas
> ½ cucharadita de sal

> 1 granada
> 4 nueces
> aliño de mostaza dulce (ver receta pág. 173)

ELABORACIÓN

Esta receta requiere un paso previo: el día anterior, corta el bloque de tofu en cuatro trozos y cúbrelo de miso. Déjalo 24 horas fuera de la nevera y, al día siguiente, simplemente retira el miso para utilizar el tofu en la ensalada.

Limpia las coles de Bruselas y córtalas en cuatro trozos. Pon agua en una cazuela al fuego fuerte y, cuando hierva, agrega sal y un puñado de coles de Bruselas troceadas. Cuécelas durante 5 minutos; luego, mételas en un recipiente con agua bien fría y escúrrelas.

Cuece así el resto de las coles de Bruselas y, una vez estén todas bien escurridas, colócalas en una ensaladera, añade las semillas de granada, el tofu cortado en cuadraditos, las nueces picadas y el aliño de mostaza.

Ensalada de aguacate con *natto*

Receta de Kirsten K. Shockey - www.ferment.works - @kirstenshockey

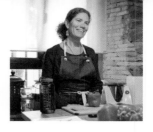

Tiempo de elaboración: 10 min

Estación: otoño e invierno

Para 2 raciones

Esta ensalada es deliciosa. En casa, la tomamos a menudo como aperitivo o guarnición de otros platos. Lo mejor es que es muy sencilla de preparar y, además, todos sus ingredientes aportan beneficios para el intestino: probióticos, prebióticos, mucha fibra dietética y enzimas digestivas.

INGREDIENTES

› 1 aguacate maduro

› 50 g de *natto*

› 2 cucharaditas de alioli

› una pizca de sal (opcional)

› 225 g de chucrut (natural o tu variedad favorita)

› aceite de oliva virgen extra

ELABORACIÓN

Corta el aguacate por la mitad y quítale el hueso.

A continuación, coloca el *natto* en un tazón, agrégale el alioli y, opcionalmente, una pizca de sal.

Rellena con el *natto* cada mitad del aguacate, donde estaba el hueso. Divide el chucrut en dos porciones y disponlo alrededor y encima del aguacate. Para terminar, rocía con aceite de oliva.

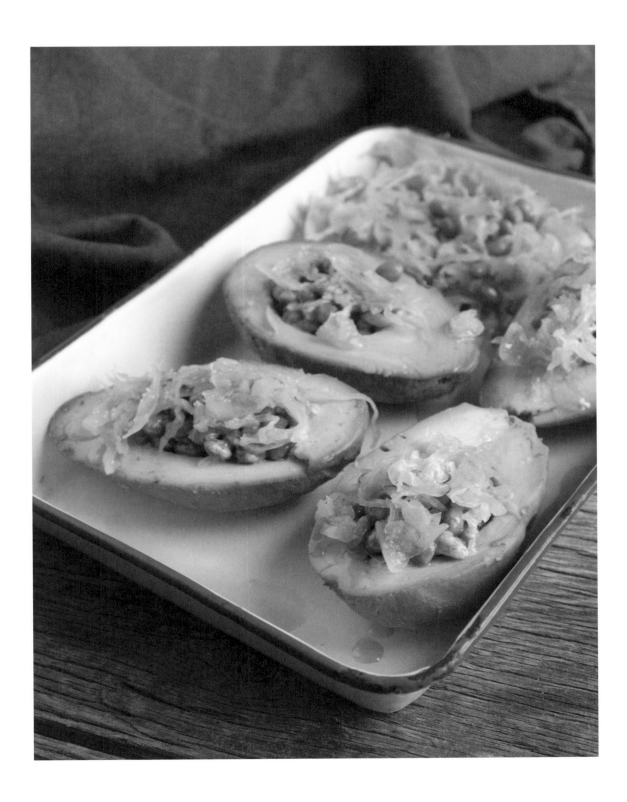

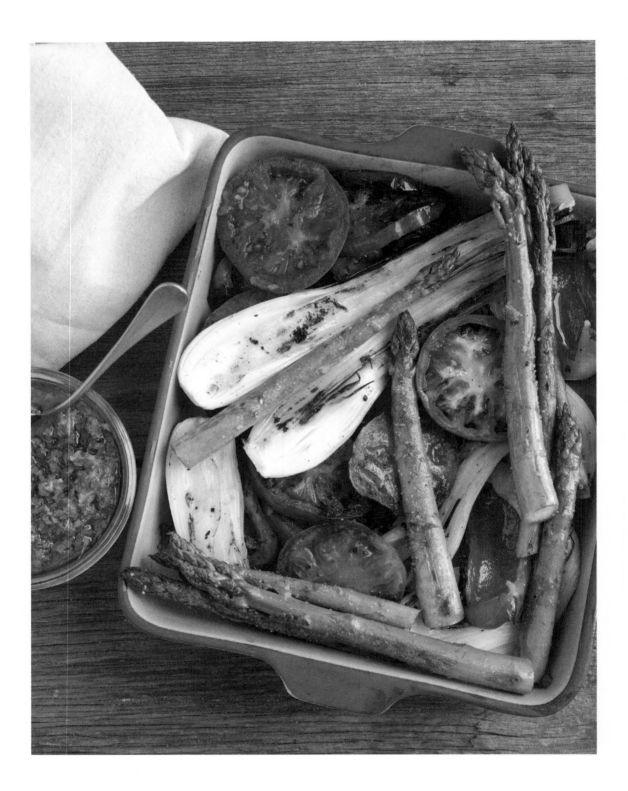

Ensalada de verduras a la plancha

Tiempo de elaboración: 15 min
Estación: invierno
Para 4 raciones

A veces, en invierno, las ensaladas nos producen sensación de frío; así que para esta época del año te recomiendo que las prepares templadas. Te van a encantar.

INGREDIENTES

› 2 cebolletas
› 2 tomates verdes
› 2 pimientos rojos
› 1 manojo de espárragos

› 4 cucharadas de aceite
› 1 cucharadita de sal
› salsa *kimchichurri* (ver receta pág. 179)

ELABORACIÓN

Empieza por limpiar las verduras y cortarlas en tiras alargadas.

En una plancha o sartén a temperatura máxima, vierte unas gotas de aceite cuando esté caliente. Añade las verduras, dejando espacio entre ellas, y échales un poco de sal. Es importante que las coloques de tal forma que puedas darles la vuelta fácilmente y sin amontonarlas, porque, al es-

tar el fuego tan fuerte, podrían quemarse por un lado y quedarse sin cocinar por el otro.

Una vez listas, pon en una ensaladera las verduras a la plancha y alíñalas con salsa *kimchichurri*.

Te recomiendo que la comas templada para que las verduras mantengan la textura crujiente.

Ensalada de pepino macerado en *shoyu*

Tiempo de fermentación: 30 min
Tiempo de elaboración: 10 min
Estación: verano
Para 4 raciones

En verano, el pepino es un ingrediente básico en mi casa. Tanto es así que mis hijas se lo comen sin aliñar para almorzar o merendar. Como es un alimento que a muchas personas les resulta fuerte, una buena forma de predigerirlo es macerarlo con *shoyu*. Verás cómo a partir de ahora te gusta aún más.

INGREDIENTES

› 200 g de pepino
› ½ cebolla morada
› 1 ajo
› 3 cm de jengibre
› 10 ml de *shoyu* o salsa de soja
› ½ limón

ELABORACIÓN

Lava bien los pepinos y elimina parte de la piel. Córtalos en rodajas finas y colócalos en un plato hondo junto con la cebolla y el ajo finamente picados.

Ralla el jengibre, extrae el zumo presionándolo sobre un colador y viértelo sobre la ensalada.

Agrega la salsa de *shoyu*, mezcla bien para que quede todo impregnado y deja reposar alrededor de 30 minutos. Verás que irá soltando su jugo.

Finalmente, añade el zumo de limón y ya la tienes lista para comer. No hace falta aliñarla con ningún otro ingrediente.

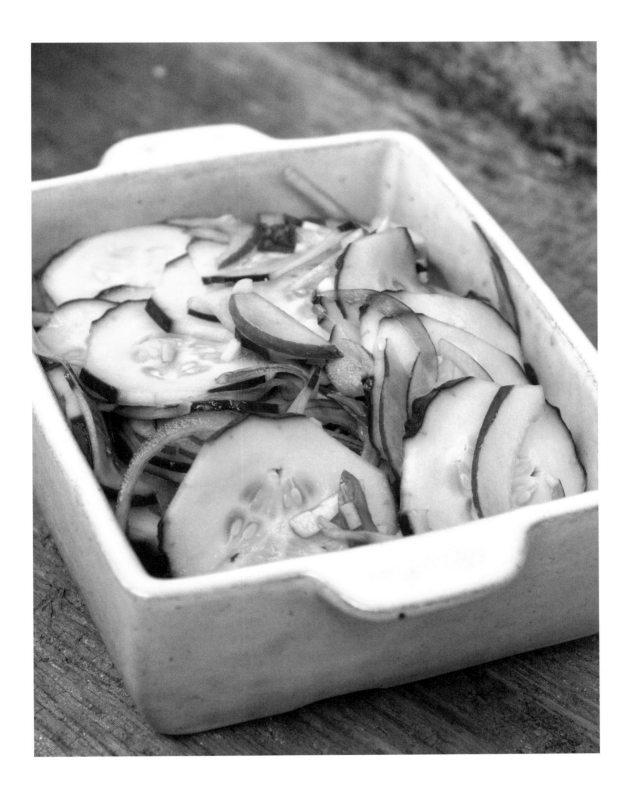

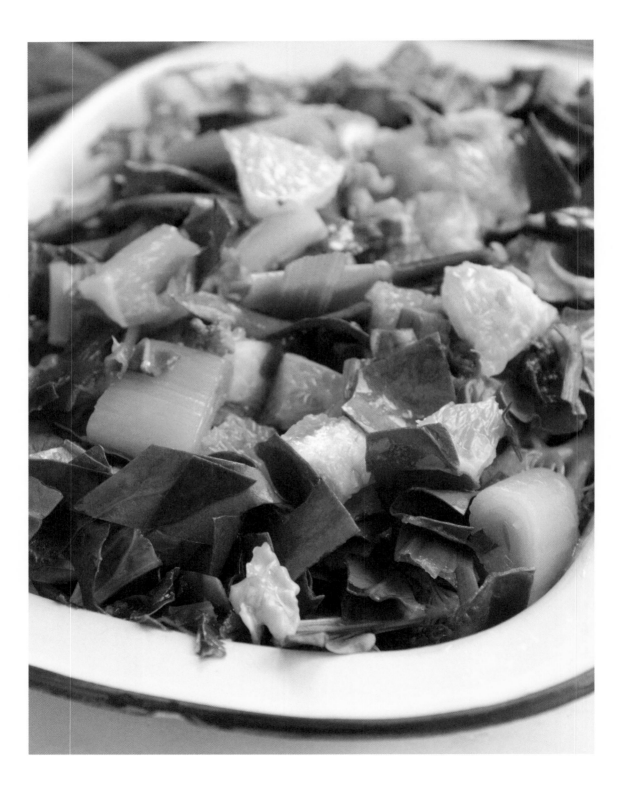

Ensalada verde

Tiempo de elaboración: 20 min

Estación: otoño e invierno

Para 4 raciones

Las verduras tienen una gran cantidad de clorofila y fibra, beneficiosas para nuestro sistema digestivo, además de eliminar toxinas que se acumulan en el cuerpo. Habitualmente, desechamos la parte verde de algunos vegetales, así que esta receta puede ayudarte a aprovecharla.

INGREDIENTES

> 3 cm de alga wakame

> 2 partes verdes de puerro

> 8 hojas verdes de coliflor

> 6 ramitas de brócoli

> 4 hojas de nabo

> 150 g de espinacas

> ½ cucharadita de sal

> 1 naranja

> ½ cucharada de aceite de sésamo tostado

> 2 cucharadas de aceite de oliva

> 1 cucharada de vinagre

> 4 nueces (opcional)

ELABORACIÓN

Para empezar, pon el alga wakame en remojo para que se hidrate.

Limpia todas las hojas verdes y pícalas hasta dejarlas de un tamaño de 2 centímetros aproximadamente.

Pon una cazuela al fuego con abundante agua y, cuando hierva, echa la sal. Escalda las verduras en pequeñas cantidades para que el agua mantenga el calor. Cocínalas durante 2 minutos o hasta que veas que se vuelven de un color más intenso y adquieren una textura crujiente. Resérvalas sobre un colador para eliminar toda el agua.

Pela la naranja y corta los gajos en trocitos de 1 centímetro aproximadamente. Pica bien fina el alga wakame que tenías en remojo. Mezcla todos los ingredientes, y aliña con aceite y vinagre.

Puedes añadir nueces picadas por encima para darle un toque crujiente.

Ensalada crujiente de canónigos

Tiempo de fermentación
(preparación del chutney): 3 días
Tiempo de elaboración: 25 min
Estación: primavera
Para 4 raciones

Hay algunas verduras perfectas para preparar ensaladas, como los canónigos. Si además añades un crujiente lleno de probióticos, puede convertirse en un clásico en tus comidas.

INGREDIENTES

› 50 g de chutney de mango o ciruelas fermentado (ver receta pág. 178)
› 40 g de arroz salvaje
› 100 g de canónigos

ELABORACIÓN

Esta ensalada requiere la preparación previa del chutney de mango, que le va a dar un toque maravilloso. Puedes utilizar otra fruta si no es temporada.

Pon abundante aceite en una cazuela y caliéntalo bien. La temperatura idónea para elaborar esta receta es de 180 °C (puedes usar un termómetro de cocina para medirla). Si el aceite no alcanza esta temperatura, el crujiente no saldrá bien, porque los granos de arroz no se abrirán.

Pon una cucharada de arroz salvaje en un colador e introdúcelo en el aceite. Quizá tengas que inclinar la cazuela para que quede bien sumergido.

Una vez inflado, el arroz comenzará a abrirse y se formarán una especie de palomitas. Tardará solo unos segundos. Sácalo antes de que se queme y déjalo sobre papel de cocina para que absorba el exceso de aceite.

En una ensaladera, coloca los canónigos y el chutney de mango, y mézclalos bien para que la salsa se reparta de forma homogénea. Y, justo antes de servir, incorpora el arroz inflado por encima. Si se humedece, perderá la textura crujiente.

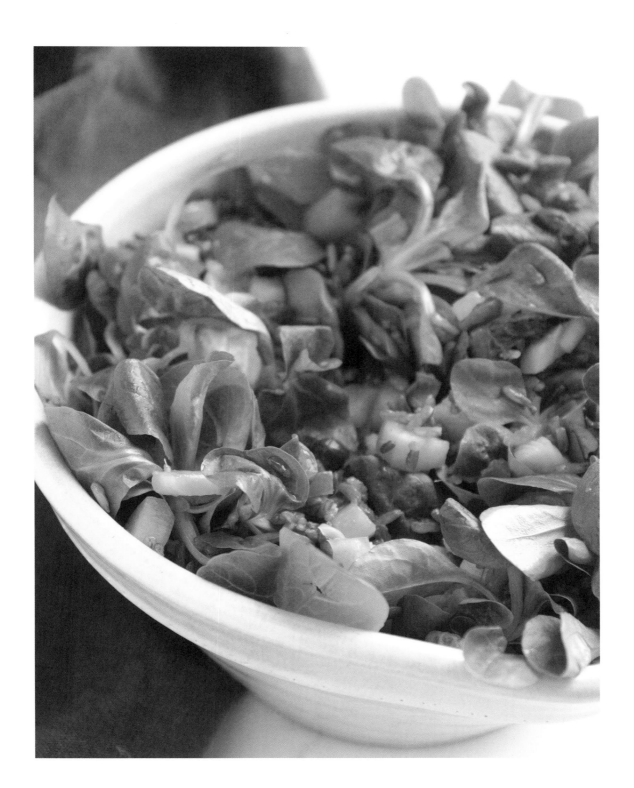

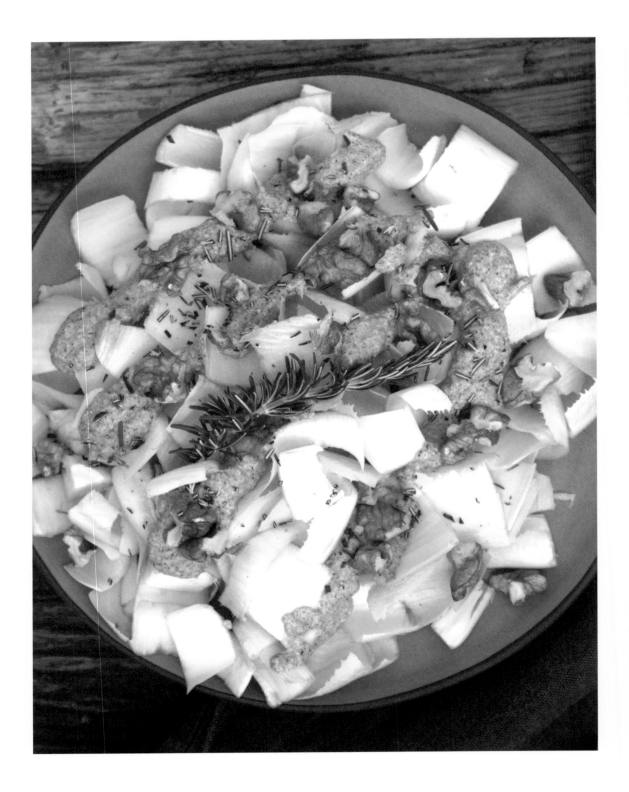

Ensalada de endivias con nabo fermentado y nueces

Tiempo de fermentación: 7 días
Tiempo de elaboración: 10 min
Estación: primavera
Para 4 raciones

De pequeña, las endivias eran un manjar en mi casa. Mi madre las preparaba con una salsa de queso roquefort fundido y nueces. En esta receta os muestro mi versión, llena de probióticos.

INGREDIENTES

› 2 nabos fermentados en salvado de arroz o *nukazuke*
› 2 cucharadas de puré de almendras blanco
› 2 endivias
› 4 nueces

ELABORACIÓN

Para esta receta, necesitas nabos fermentados en salvado de arroz. Si no sabes cómo prepararlos, tienes el paso a paso en mi libro anterior, *Fermentación*, pero te voy a hacer aquí un breve resumen para que puedas hacerlos fácilmente.

Corta los nabos en trozos medianos y resérvalos. Tuesta 50 g de salvado de arroz, añádele un vaso de agua con una cucharadita de sal diluida y mézclalo bien. Coloca esta pasta sobre los nabos y déjalos fermentar fuera de la nevera durante una semana. Cada día tienes que removerlos.

Una vez tienes los nabos fermentados, elimina el salvado de arroz y límpialos bajo el grifo. Ponlos en el vaso de una batidora y agrega el puré de almendras. Bate hasta que obtengas una pasta parecida a una salsa de queso.

Separa las hojas de endivia enteras y colócalas sobre un plato. Aliña con la salsa que has preparado y las nueces picadas.

Ensalada de puerros asados con cuscús y salsa *kimchichurri*

Tiempo de elaboración: 55 min
Estación: 4 estaciones
Para 4 raciones

La forma más común de consumir puerros es cociéndolos, pero, si los dejas enfriar y los aliñas, te darás cuenta de que también están muy ricos. Si, además, añades unos probióticos gracias a la salsa *kimchichurri*, el resultado te sorprenderá.

INGREDIENTES

› 8 puerros
› 6 cucharadas de aceite
› 1 cucharadita de sal
› pimienta al gusto
› ½ vaso de cuscús

› 6 rabanitos
› 4 cucharadas de maíz cocido
› 8 cucharadas de salsa *kimchichurri*
  (ver receta pág. 179)

ELABORACIÓN

Pon abundante agua en una cazuela y, mientras se calienta, corta los puerros a lo largo y colócalos en una bandeja de horno. Vierte el agua hirviendo sobre los puerros y deja reposar durante 4 minutos.

A continuación, escúrrelos ligeramente, esparce un poco de aceite, pimienta y sal sobre ellos e introdúcelos en el horno precalentado a 160 °C. Deja que se asen 25 minutos por cada lado.

Mientras tanto, en otra cazuela, lleva un vaso de agua a ebullición. Cuando hierva, agrega un poco de sal y el cuscús. Tápalo y apaga el fuego. En 5 minutos ya lo tendrás listo. Destapa y muévelo para que quede suelto y se enfríe ligeramente.

Lava y pica los rabanitos. Mézclalos con el maíz cocido.

Para presentar, coloca los puerros en un plato plano, con el cuscús, la mezcla de rabanitos y maíz sobre ellos. Finalmente, vierte la salsa *kimchichurri* por encima. Puedes añadir un poco más de aceite y sal si lo ves necesario.

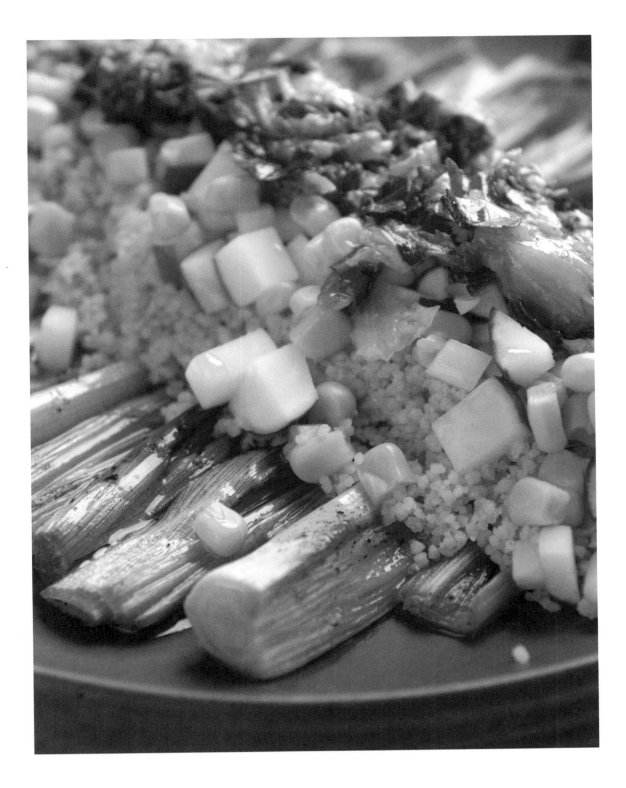

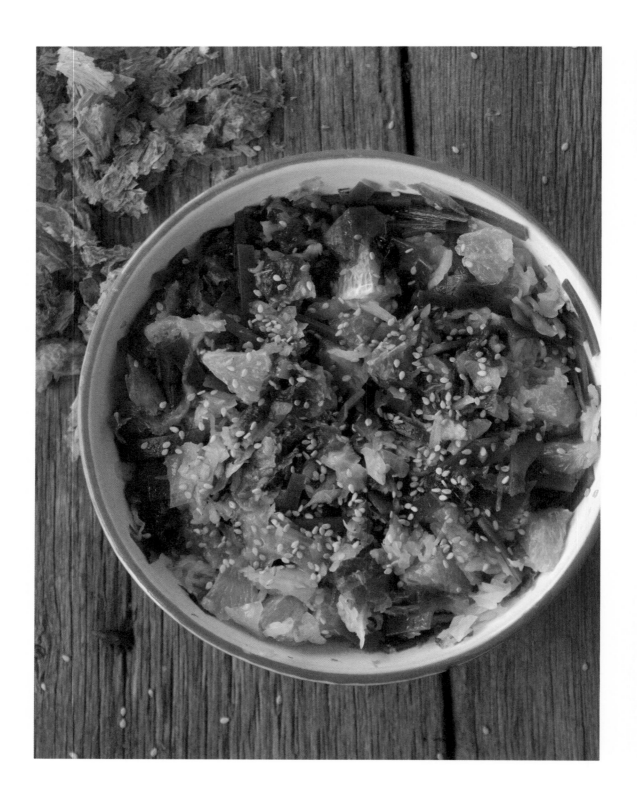

Ensalada de algas con chucrut

Tiempo de elaboración:

1 h 20 min

Estación: primavera e invierno

Para 4 raciones

Las algas son una fuente inagotable de minerales. Solo tienes que aprender a utilizarlas para sorprenderte y disfrutar con platos elaborados con ellas. Esta ensalada es muy sencilla de preparar y una forma espectacular de añadir vitaminas a tu comida.

INGREDIENTES

› 10 g de alga wakame

› 10 g de alga dulse

› 10 g de alga kombu

› 1 naranja

› 2 cucharadas de chucrut

› 1 cucharada de vinagre de manzana

› 1 cucharadita de aceite de sésamo tostado

› 1 cucharadita de semillas de sésamo

ELABORACIÓN

El primer paso para elaborar esta ensalada consiste en cocinar las algas; así se irán enfriando mientras preparas el aliño que las acompaña.

Pon las algas en remojo por separado durante una hora aproximadamente. Una vez hidratadas, cuécelas con el agua del remojo. Ten en cuenta que cada variedad tiene un tiempo de cocción específico, así que es mejor que las cocines también por separado.

Aproximadamente, el tiempo de cocción de las algas es el que te indico a continuación: alga wakame, 10 minutos; alga kombu, 15 minutos, y, en el caso del alga dulse, con el remojo es suficiente.

Una vez estén cocidas, escúrrelas y pícalas en trozos pequeños de 1 centímetro aproximadamente.

Pela la naranja, elimina la mayor parte de la piel blanca que la recubre y pícala de un tamaño similar al de las algas. Añádela a las algas junto con el jugo que haya desprendido.

Pica el chucrut lo más finamente posible y combínalo bien con el vinagre de manzana y el aceite de sésamo tostado. Mézclalo con el resto de los ingredientes y decora con las semillas de sésamo.

Ensalada prensada macerada con vinagre

Tiempo de fermentación: 2-3 h
Tiempo de elaboración: 10 min
Estación: primavera e invierno
Para 4 raciones

El vinagre es uno de los fermentados peor valorados. Puede deberse a que el que se comercializa suele ser industrial y así pierde casi todos sus beneficios. Si preparas vinagre de forma tradicional o consigues uno de calidad y fermentación natural, tendrás una gran fuente de bacterias que tonifican el sistema y ayudan a equilibrar el azúcar en sangre.

INGREDIENTES

› 2 *pak choi*
› 1 zanahoria
› 3 rabanitos
› 1 cm de jengibre

› 4 cucharadas de vinagre
› 1 cucharadita de *shoyu* o *tamari* o sal
› 2 cucharadas de concentrado de manzana

ELABORACIÓN

La ensalada prensada es un fermentado rápido. Como los vegetales van a mantener su textura, te recomiendo que los cortes lo más finamente posible; de esta forma, será más agradable a la hora de comer.

Así pues, limpia bien los vegetales y córtalos en tiras finas. El jengibre trocéalo lo máximo posible, pues tiene un sabor muy intenso y, en grandes cantidades, tal vez resulte desagradable. Ponlo todo en un bol.

En este mismo bol, añade el vinagre, el *shoyu* y el concentrado de manzana. Mézclalo ligeramente para que penetre en los vegetales y comience el proceso de fermentación. Coloca sobre el bol un plato que quepa en su interior y pon un peso encima: una cazuela, una botella..., lo que tengas a mano. Asegúrate de que las verduras quedan bien presionadas y déjalas reposar durante 2-3 horas. Verás que, a lo largo de este proceso, van soltando líquido.

Transcurrido este tiempo, ya se puede consumir. Notarás un sabor intenso y una textura crujiente.

Si quieres conservar esta ensalada durante más días, solo tienes que asegurarte de que todas las verduras quedan completamente cubiertas por el líquido que han expulsado. Si es así, la puedes dejar fermentando fuera de la nevera o parar la fermentación en la nevera.

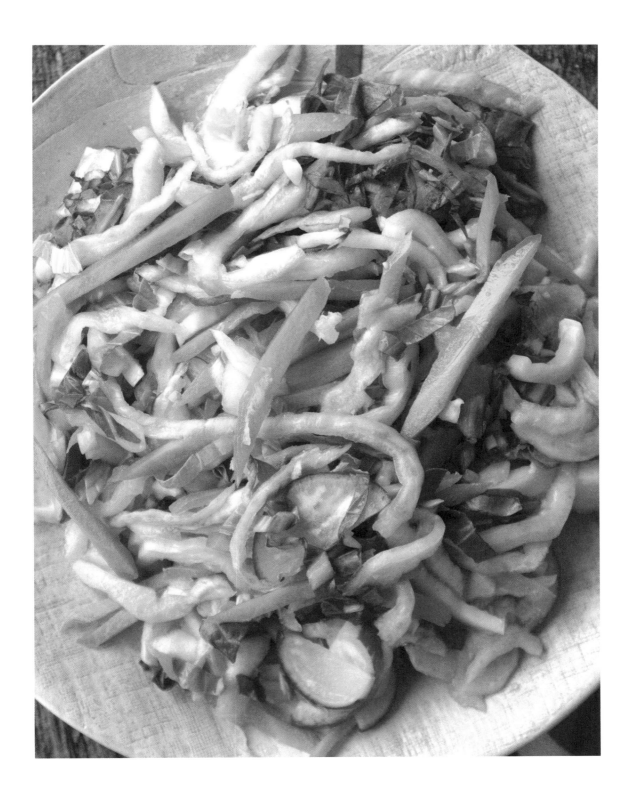

Ensalada prensada al estilo coreano

Receta de Isa Gil - www.deliciaskitchen.com - @deliciaskitchen

Tiempo de fermentación: 1 h

Tiempo de elaboración: 15 min

Estación: 4 estaciones

Para 4 raciones

INGREDIENTES

› 200 g de col china

› 100 g de col lombarda

› 20 g de cebolla roja

› 150 g de zanahoria

› 1 cebolleta

› 50-60 g de pepino pelado sin pepitas

› 1 diente de ajo

› 1 cucharadita de sal marina

› 1 cucharadita de azúcar integral de caña o de coco

› 2 cucharaditas de vinagre de arroz

› 2 cucharaditas de *gochugaru* o pimentón picante

› 2 cucharaditas de miso blanco

› 2 cucharaditas de aceite de sésamo tostado

› 1 o 2 cucharaditas de *tamari* o salsa de soja

› 2 cucharadas de semillas de sésamo tostado

› cilantro fresco al gusto

ELABORACIÓN

Corta en láminas muy finas las coles y la cebolla roja —puedes usar una mandolina—, y en juliana la zanahoria, la cebolleta y el pepino.

Échalo todo en un bol y añade el ajo picado muy fino, la sal, el azúcar, el vinagre y el *gochugaru*. Mezcla bien todos los ingredientes con las manos, apretando ligeramente, hasta que las hortalizas empiecen a soltar líquido.

Pon el contenido en una prensa para vegetales o coloca un plato encima con peso. Enseguida verás que el líquido cubre las hortalizas troceadas. En una hora ya estarán listas, pero las puedes dejar más tiempo, incluso días, siempre cubiertas por completo con su jugo. Eso sí, antes de consumirlas, cuélalas y elimina todo el líquido posible.

Finalmente, a la ensalada que hemos obtenido, agrégale el miso, el aceite de sésamo y una cucharadita de *tamari* o salsa de soja. Mezcla muy bien y prueba el punto de sal por si hay que ajustarlo.

Sirve con las semillas de sésamo tostadas y el cilantro fresco por encima.

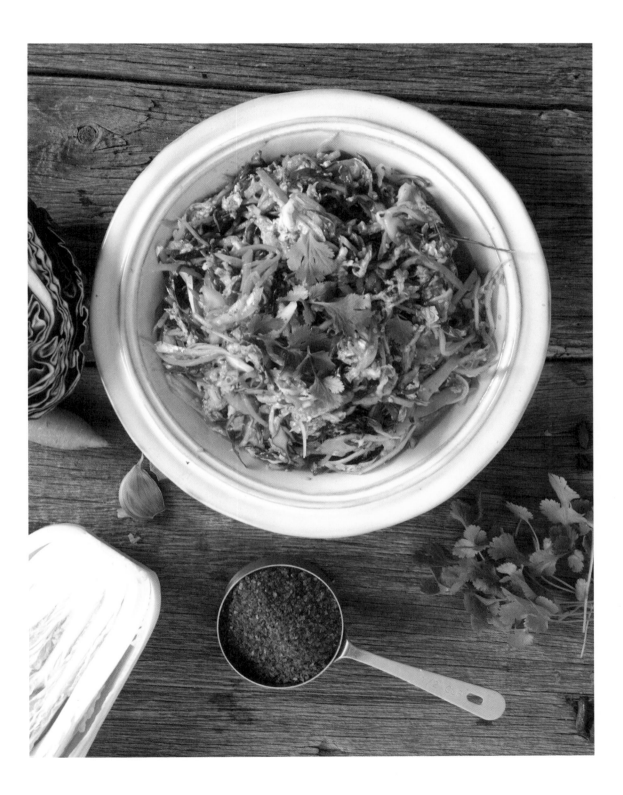

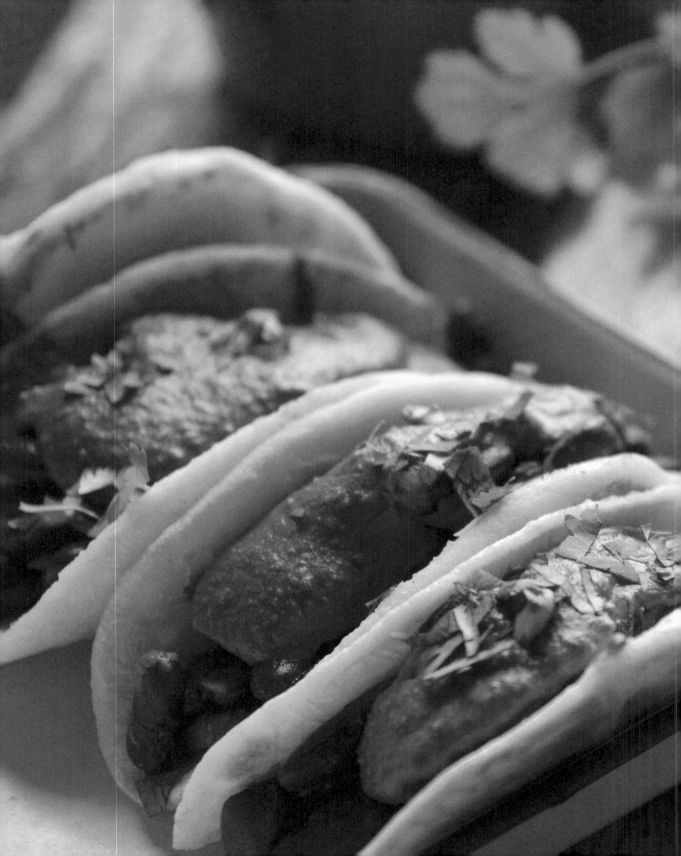

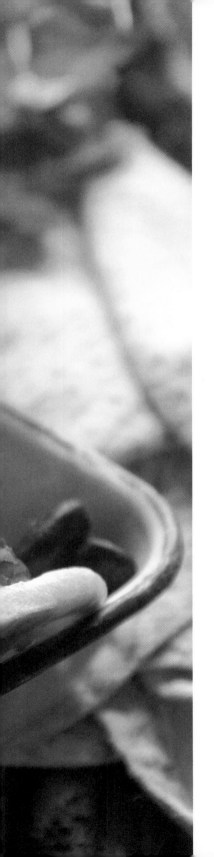

Recetas

Platos principales

Pastel de boloñesa de lentejas con patata fermentada

Tiempo de fermentación: 2 días
Tiempo de elaboración: 35 min
Estación: 4 estaciones
Para 6 raciones

Las legumbres son muy versátiles. En esta receta, prepararás una boloñesa de lentejas que tiene una textura similar a la carne picada. El resultado es exquisito.

INGREDIENTES

> 500 ml de agua
> 20 g de sal
> hierbas aromáticas al gusto
> 150 g de patatas
> 150 g de lentejas pardinas
> aceite
> 1 cebolla
> 1 zanahoria
> 1 hoja de laurel

> 10 g de orégano
> 1 cucharadita de *shoyu* o *tamari*
> una pizca de pimienta negra
> 1 cucharadita de sal
> 2 tomates secos
> 6 cucharadas de salsa de tomate
> almendras molidas
> *mochi* en tableta

ELABORACIÓN

Antes de preparar esta receta, fermenta las patatas durante dos días. Dependiendo de la temperatura ambiente, el tiempo varía, aunque sabrás que están listas cuando salgan burbujas.

Para fermentar las patatas, vierte el agua, la sal y las hierbas aromáticas en un bote de cristal. Mezcla hasta que todo esté bien integrado y la sal disuelta. Añade las patatas cortadas en 2 o 4 trozos y asegúrate de que queden sumergidas por completo.

También deberás dejar las lentejas en remojo un día antes de preparar la receta para que se hidraten y así sean más digeribles.

Pon una cazuela al fuego con unas gotas de aceite. Fríe la cebolla cortada en cuadraditos pequeños y, cuando esté transparente, añade la zanahoria picada. Una vez doradas ambas, incorpora las lentejas escurridas, el laurel, el orégano, el *shoyu*, la pimienta negra y la sal. Cocina hasta que todo quede bien hecho.

Trocea los tomates secos de un tamaño similar al de las lentejas y añádelos a la preparación anterior junto con la salsa de tomate. Viértelo todo en una bandeja de horno.

Saca las patatas de la salmuera y ponlas en una cazuela con la mitad del líquido de la fermentación y otra parte igual de agua. Cuece durante 20 minutos. Escúrrelas y pásalas por un procesador de alimentos hasta obtener un puré homogéneo. Ve ajustando la cantidad de agua para lograr la consistencia adecuada.

Pon el puré de patatas sobre las lentejas reservadas en la bandeja de horno y espolvorea por encima las almendras molidas y el *mochi* rallado.

Precalienta el horno a 160 °C y asa durante 15 minutos. Transcurrido este tiempo, si ves que las almendras y el *mochi* no se han dorado, pon unos minutos el *grill*.

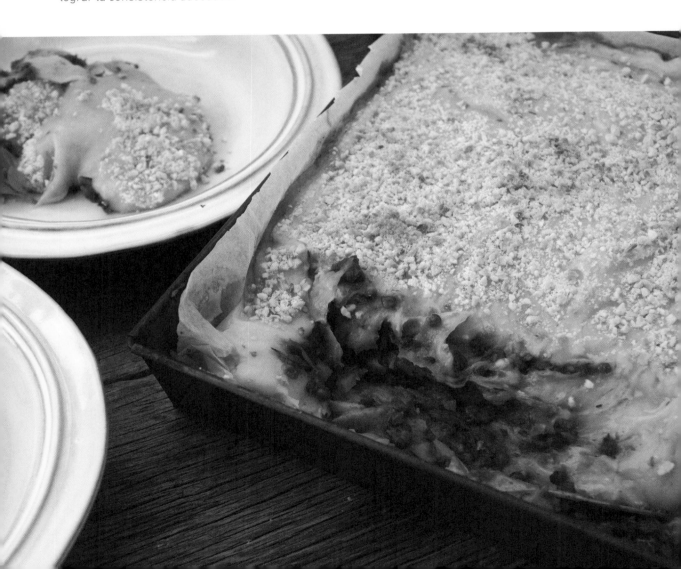

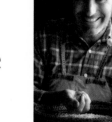

Tofu a la plancha con arroz venere y salsa brava de *kimchi*

Receta de Alf Mota - www.alfmota.com - @alfmota

Tiempo de fermentación:
4-5 días

Tiempo de elaboración: 50 min

Estación: 4 estaciones

Para 4 raciones

Me encanta la creatividad que desprende Alf en la cocina. Dale unos pocos ingredientes y conseguirá un resultado increíble. Además, su cocina nutre con sus colores, sabores y aromas.

INGREDIENTES

Para el tofu

› 125 g de tofu firme
› 100 ml de agua filtrada
› ½ cucharada de jengibre fresco
› 1 diente de ajo
› 2 cucharadas de melaza de arroz
› 100 ml de vinagre de *kombucha*
› 100 g de remolacha cruda

Para el arroz

› 2 tazas de agua filtrada
› ½ cucharadita de postre de sal marina
› 1 taza de arroz negro venere

Para la salsa brava de *kimchi*

› ½ taza de anacardos
› 100 g de remolacha fermentada
› 3 cucharadas de *kimchi*
› 1 cucharada de *shiro miso*
› 75 ml del líquido filtrado de la fermentación de la remolacha

Para decorar

› germinados de *shiso*
› germinados de guisantes

ELABORACIÓN

Esta receta requiere varias preparaciones por separado. Vayamos paso a paso.

Primero hay que encurtir el tofu. Envuélvelo en un paño de cocina y presiónalo para eliminar el exceso de humedad.

Pon el agua a hervir en una cazuela. Pela el ajo y el jengibre fresco, y pícalos. Cuécelos junto con la melaza de arroz durante 10 minutos. Deja que se enfríe y añade el vinagre de *kombucha*.

Corta el tofu en dados gruesos e introdúcelo en un bote de cristal de 500 mililitros. Agrega la remolacha pelada y troceada en dados junto con la mezcla que has preparado antes. Cierra el bote y agítalo hasta que quede todo bien combinado. Abre el bote de nuevo, coloca la tapa sin cerrar herméticamente y ponlo sobre un plato para que fermente durante 4 o 5 días. Pasado este tiempo, filtra el líquido del tofu y la remolacha fermentada, y reserva ambas preparaciones.

El siguiente paso es preparar el arroz. Lávalo bien sumergiéndolo en agua. Lleva a ebullición el agua con sal y agrega el arroz. Cuécelo durante unos 40 minutos hasta que se quede sin agua y el grano esté bien hecho. Reserva.

El último paso es la salsa brava de *kimchi*. Pon los anacardos en remojo durante toda la noche. Al día siguiente, lávalos y escúrrelos. Colócalos en un procesador de alimentos y bátelos junto con el resto de los ingredientes de la salsa hasta conseguir una textura fina y homogénea.

Antes de servir, coloca una sartén al fuego y saltea los dados de tofu hasta que adquieran un tono dorado. En un plato, pon una base de salsa con un poco de arroz por encima y coloca 3 o 4 dados de tofu que acabas de marcar a la plancha. Finalmente, decora con germinados.

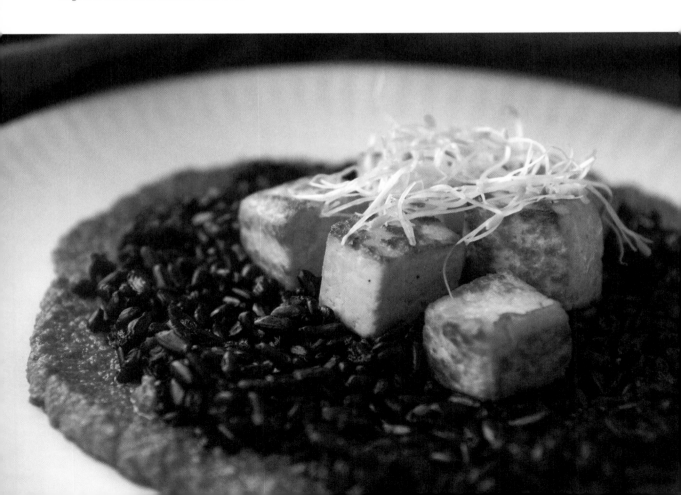

Boniatos asados al limón rellenos de hojas verdes y chucrut de lombarda con salsa de yogur aromatizada

Tiempo de elaboración: 45 min
Estación: 4 estaciones
Para 4 raciones

Los boniatos o patatas dulces son ricos en almidón resistente, un componente que ayuda a tener una microbiota sana. Esta receta es sencilla y muy sorprendente.

INGREDIENTES

> 4 boniatos
> unas gotas de aceite
> dos pizcas de sal
> una pizca de pimienta
> 250 g de hojas de espinacas

> 50 g de hojas de kale
> 1 ajo
> 1 cebolla
> 4 cucharadas de chucrut de lombarda

ELABORACIÓN

Limpia bien los boniatos bajo el grifo hasta que no quede ninguna impureza en su piel. Córtalos por la mitad de forma longitudinal y colócalos sobre una bandeja de horno. Échales unas gotas de aceite, una pizca de sal y una pizca de pimienta. Precalienta el horno a 160 °C y ásalos 35 minutos o hasta que se deshagan al pincharlos con un tenedor. El tiempo dependerá un poco del tamaño de los boniatos.

Lava bien las hojas de espinacas y kale, y escúrrelas. Pica la cebolla y el ajo en trocitos pequeños.

Pon una sartén al fuego. Cuando esté caliente, añade unas gotas de aceite. Saltea la cebolla troceada a fuego fuerte. Agrega los ajos y una pizca de sal, baja el fuego y saltea de nuevo hasta que todo se dore. Incorpora las hojas de espinacas y kale picadas, y saltea junto con el resto de los ingredientes. Una vez cambien de color, apaga el fuego y reserva.

Saca los boniatos del horno y vacía su interior. Ten cuidado de no romper la piel; para ello, deja una parte del boniato pegada a ella. Con la ayuda de un tenedor, tritura la pulpa de los boniatos hasta convertirlos en puré y mézclalos con las hojas verdes.

Rellena los boniatos con la preparación anterior y gratínalos en el horno a 180 °C durante 5 minutos. Sácalos y añade la salsa de yogur y el chucrut de lombarda sobre la preparación.

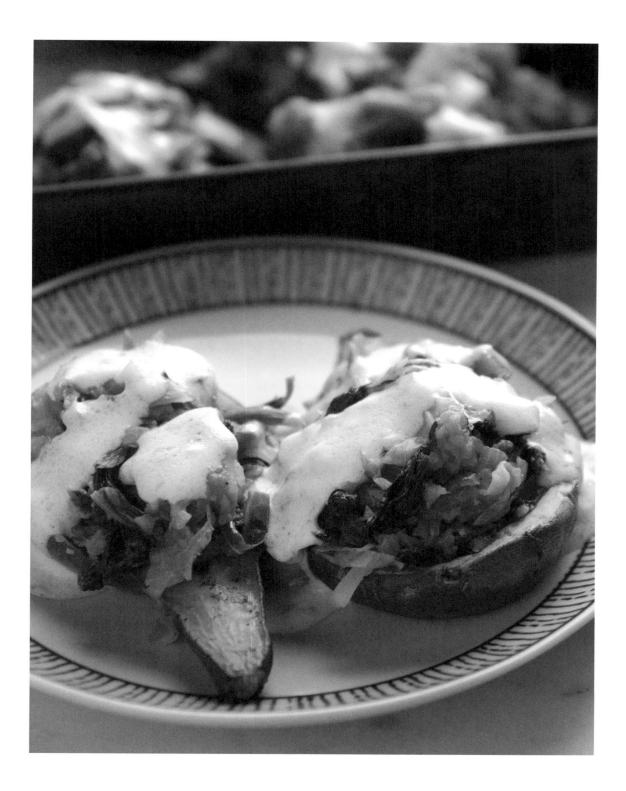

Quiche de *tempeh* con espinacas

Tiempo de fermentación: 1 h
Tiempo de elaboración: 30 min
Estación: 4 estaciones
Para 4 raciones

La quiche es una de esas elaboraciones que puede servir como plato principal o picoteo entre horas. Prepárala y guárdala para ir consumiéndola poco a poco. Esta receta se hace con *tempeh*, uno de los fermentados que más utilizo en la cocina como proteína de alta calidad y de fácil asimilación.

INGREDIENTES

Para la masa

› 80 ml de aceite de girasol
› 80 ml de agua
› 1 cucharadita de bicarbonato
› 1 cucharadita sal
› 1 taza y ½ de harina de espelta integral

Para el relleno

› 2 puerros
› aceite
› sal
› 100 g de champiñones
› 50 g de coliflor
› 100 g de espinacas
› 400 g de *tempeh*
› 50 ml de caldo de verduras
› 1 rama de romero
› 2 tomates secos

ELABORACIÓN

Prepara primero la masa. Mezcla los ingredientes líquidos con el bicarbonato y la sal hasta conseguir que esta última se disuelva completamente. Agrega la harina y amasa. Colócala en un bol con un trapo húmedo encima y deja reposar en la nevera durante una hora.

En una sartén caliente, añade los puerros picados en medias lunas y saltéalos con un poco de aceite y sal. Pica los champiñones y los puerros en láminas, y corta la coliflor en florecitas de 1

centímetro aproximadamente. Saltéalo todo. Limpia las espinacas y añádelas también a la sartén.

Corta el *tempeh* en trozos pequeños y, en otra sartén, saltéalo con una pizca de sal hasta que se dore. Después, bátelo junto con el caldo de verduras. Conseguirás una pasta que debes mezclar con el salteado, la rama de romero y los tomates secos picados. Y ya está listo el relleno de la quiche.

Extiende finamente la masa sobre un molde fácil de desmoldar y pínchala con un tenedor para que no suba en exceso a la hora de cocinarla. Vierte sobre ella el relleno que has preparado, repartiéndolo de forma homogénea.

Precalienta el horno a 180 °C y asa la quiche durante 20 minutos.

Puedes acompañar esta quiche con alguna salsa, como el chutney de ciruelas o el aliño agridulce de *kimchi*.

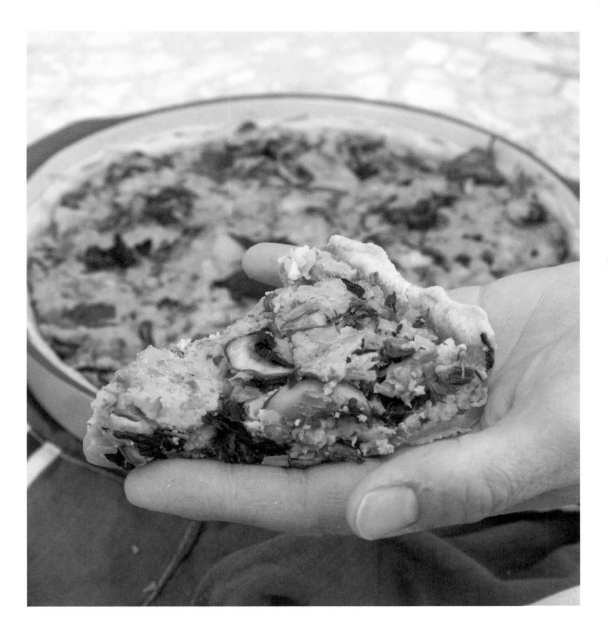

Lasaña de boniato

Tiempo de elaboración: 40 min
Estación: 4 estaciones
Para 4 raciones

En casa, cuando hay alguna celebración, solemos preparar lasaña. Para hacer esta receta, utilizarás boniato a modo de láminas en vez de pasta.

INGREDIENTES

› 1 cebolla
› aceite de oliva
› 1 manojo de acelgas
› 100 g de lentejas cocinadas con un poquito de líquido
› 1 taza de salsa de tomate

› 2 boniatos
› 200 g de tofu
› 1 cucharadita de sal
› 1 manojo de albahaca fresca
› 2 cucharadas de pasas
› 50 g de almendras molidas

ELABORACIÓN

Para preparar el relleno, pica la cebolla en trocitos pequeños y rehógala en una sartén con unas gotas de aceite. Cuando esté dorada, añade las acelgas limpias y cortadas en trozos de 1 centímetro más o menos. Deja que se cocine hasta que cambie de color. Incorpora las lentejas, las pasas y la salsa de tomate, y déjalo al fuego durante 2 minutos más.

Pela y limpia los boniatos. Córtalos en láminas longitudinales lo más finas posible para que se cocinen bien. Si tienes una mandolina, es buen momento para utilizarla.

Echa unas gotas de aceite en la base de una bandeja de horno. Coloca una capa de láminas de boniato y sobre esta, un poco del relleno; ve alternando hasta acabar con una capa de boniato.

Bate el tofu, una cucharadita de sal, dos cucharaditas de aceite y el manojo de albahaca hasta conseguir una textura similar a la de la mahonesa. La salsa debe quedar un poco ligera para que la lasaña quede lo más jugosa posible.

Extiende la salsa de tofu sobre la última capa de boniato y espolvorea almendras molidas por encima.

Precalienta el horno a 180 °C y hornea durante 30 minutos.

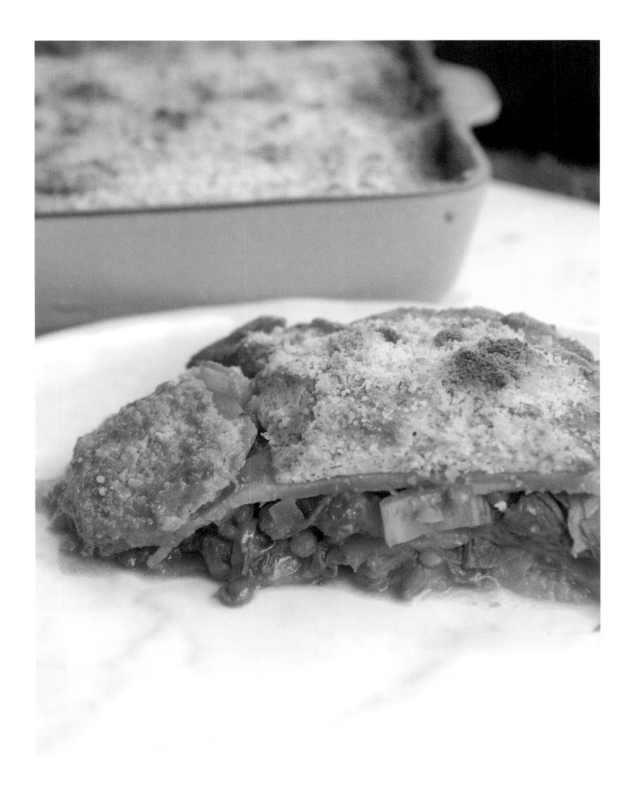

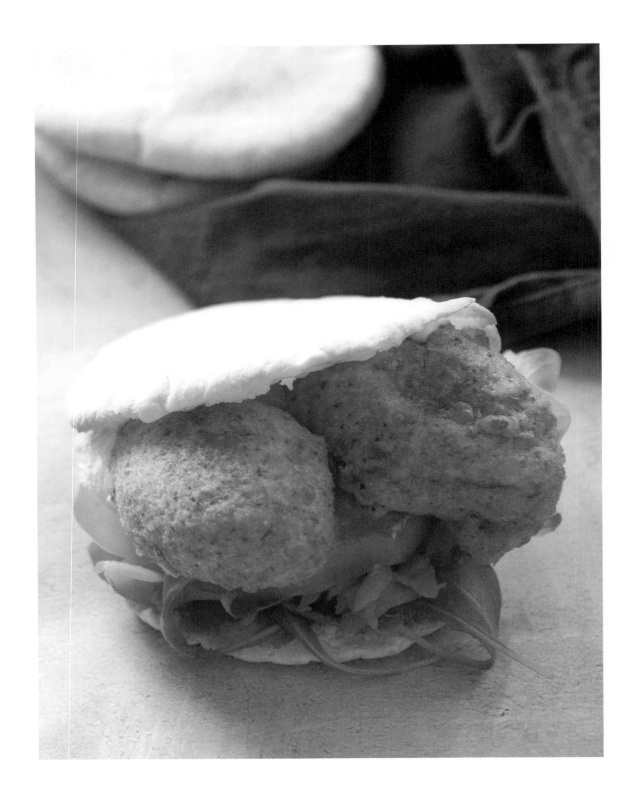

Falafeles de lentejas rojas con pan de pita

Tiempo de fermentación: 48 h
Tiempo de elaboración: 20 min
Estación: primavera
Para 4 raciones

En ocasiones, demonizamos ciertos alimentos porque los relacionamos con productos procesados. Es el caso de los fritos. Si los ingredientes son de buena calidad y tenemos en cuenta ciertos aspectos, pueden ser incluso beneficiosos.

INGREDIENTES

› 150 g de lentejas rojas
› 1 manojo de perejil
› 2 ajos
› 1 cucharadita de sal
› 100 g de rúcula
› 6 pepinillos

› 4 cucharada de mahonesa de *koji* (ver receta pág. 177)
› 1 tomate
› 2 cucharadas de zanahoria fermentada
› 4 panes de pita integrales

ELABORACIÓN

Pon las lentejas en remojo durante toda la noche. Al día siguiente, escúrrelas y bátelas hasta conseguir una masa homogénea. La textura tiene que ser bastante espesa, parecida a la del puré de patata. Si ves que queda seca, añade un poquito de agua. Déjala reposar a temperatura ambiente para que fermente y verás como a las 24 horas empiezan a aparecer burbujas e incluso crece. En ese momento, continúa con el resto de la elaboración.

Deshoja el perejil y pela los ajos, y añádelos a la pasta de lentejas. Bate junto con una cucharadita de sal hasta que quede homogéneo.

En una sartén con abundante aceite caliente, pon una cucharada de masa e intenta redondearla con la ayuda de otra cuchara. Te recomiendo que los falafeles sean pequeños —bolitas del tamaño de la cuchara—, ya que, de lo contrario, no se cocinarán bien por dentro. Deja que se doren y dales la vuelta cuando sea necesario.

Tuesta los panes de pita y ábrelos por la mitad. En una de las mitades, unta la mahonesa de *koji* y añade un poco de rúcula, pepinillo picado, tomate en rodajas y zanahoria fermentada. Finalmente, agrega los falafeles y disfruta de este maravilloso plato.

Unagi modoki (pescado vegano)

Tiempo de elaboración: 20 min

Estación: 4 estaciones

Para 4 raciones

Hay recetas que son laboriosas, pero tienen su recompensa. Esta es una de ellas. El resultado es un plato vegano con sabor a pescado que nadie sabrá cómo has preparado.

INGREDIENTES

› 300 g de tofu firme natural
› 30 g de raíz de loto
› 30 g de chucrut de col blanca
› 1 cucharadita de tahíni o pasta de sésamo blanca
› 1 cucharadita de salsa de soja o *tamari*

› 1 cucharadita de maicena
› una pizca de sal
› 2 hojas de alga nori
› 4 cucharadas aliño Midori (ver receta pág. 174)

ELABORACIÓN

Desmiga el tofu o rállalo con un rallador fino, escúrrelo todo lo que puedas con las manos o con un colador fino.

Bate el tofu junto con la raíz de loto, el chucrut, el tahíni, la salsa de soja, la maicena y la sal hasta lograr una consistencia similar a la del paté. Para asegurarte de que es la textura adecuada, coge una pequeña cantidad con una cuchara y dale la vuelta; la masa debe permanecer pegada, sin caerse.

Corta el alga nori longitudinalmente en tiras de unos 5 centímetros. Sobre la parte áspera de estas tiras, coloca una capa fina —de medio centímetro más o menos— de la masa que has preparado.

Calienta una sartén con abundante aceite. Fríe primero la parte del alga donde está la masa y espera hasta que se dore. Dales la vuelta a las tiras y sácalas enseguida para que el alga no se queme.

Colócalas sobre un papel absorbente para escurrir el aceite sobrante y sirve acompañadas del aliño Midori.

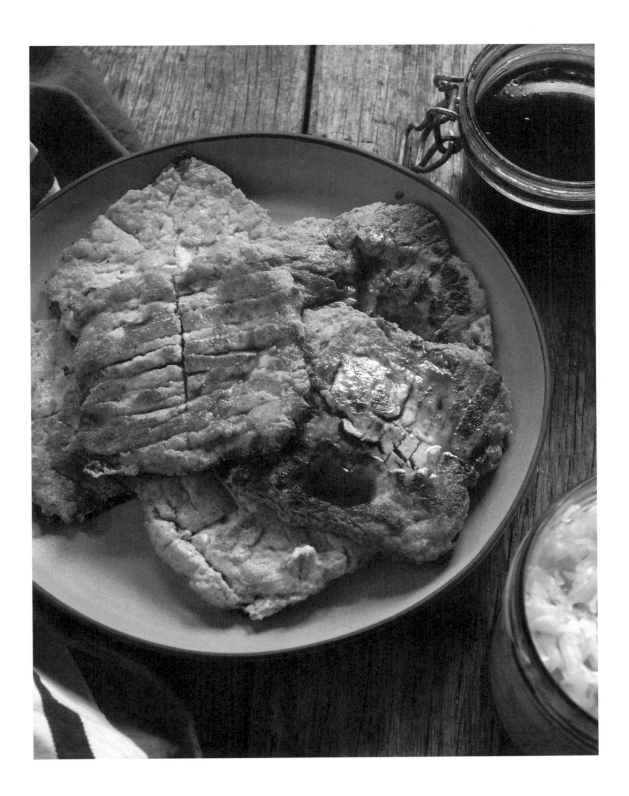

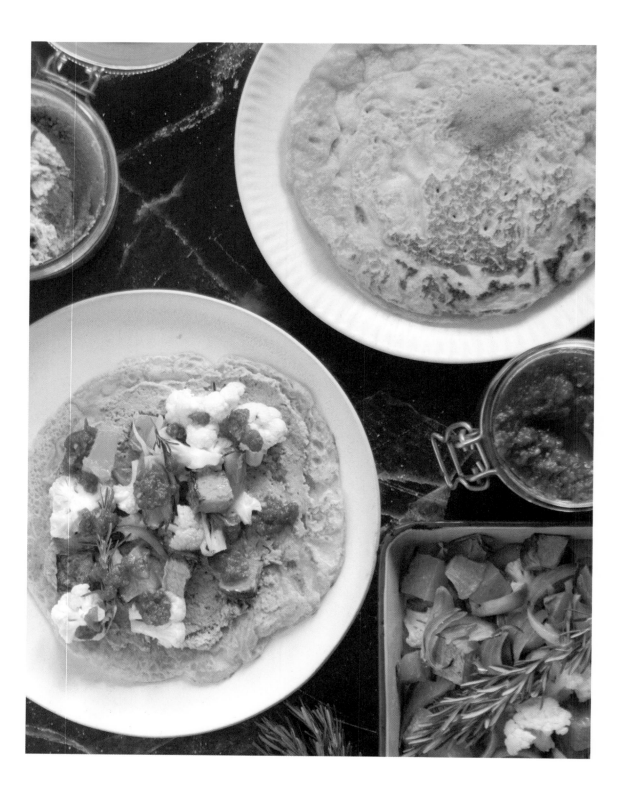

Soccas de otoño

Tiempo de fermentación: 24 h
Tiempo de elaboración: 30 min
Estación: otoño
Para 4 raciones

Las *soccas* son un plato típico del sureste de Francia. Suelen elaborarse con harina de garbanzos. Si fermentas ligeramente la masa, notarás que la digieres mucho mejor y no te produce tantos gases, algo bastante común cuando se comen legumbres.

INGREDIENTES

Para la masa

› 100 g de harina de garbanzos
› 250 ml de agua
› 1 cucharadita de pimienta
› ½ cucharadita de sal
› 2 cucharadas de aceite de oliva
› 1 cucharadita de ajo en polvo o seco

Para el relleno

› ¼ de coliflor
› ¼ de calabaza
› 1 chirivía
› 1 cebolla mediana
› 4 cucharadas de aceite de oliva
› ½ cucharada de sal
› ½ cucharada de tomillo
› 6 cucharadas de salsa picante (ver receta pág. 180)
› 8 cucharadas de crema de frutos secos
  (ver receta pág. 67)

ELABORACIÓN

Mezcla la harina de garbanzos con el agua hasta que quede una masa homogénea. Colócala en un bote y cúbrelo con una gasa. Deja reposar 24 horas. Si dispones de masa madre, puedes añadir una cucharadita para acelerar el proceso. Transcurrido este tiempo, añade la pimienta, la sal, el aceite y el ajo a la masa. Mezcla bien y ya está lista para utilizar.

Para hacer el relleno, pica todas las verduras; déjalas aproximadamente de 1 centímetro. Colócalas en una bandeja de horno con el aceite de oliva, la sal y el tomillo. Hornea a 160 °C durante 20 minutos y reserva.

En una sartén bien caliente, echa unas gotitas de aceite. Añade una pequeña cantidad de la masa de harina de garbanzos y extiéndela para que quede lo más fina posible. Deja que se cocine y verás cómo se despega poco a poco. Dale la vuelta y deja que se dore por la otra cara. Repite el proceso hasta terminar con la masa.

Rellena las *soccas* con las verduras horneadas y acompáñalas con salsa picante y crema de frutos secos.

Tortillas con mole de alubias

Tiempo de fermentación: 24 h
Tiempo de elaboración: 35 min
Estación: 4 estaciones
Para 4 raciones

El mole es un plato típico de México del que guardo un increíble recuerdo de cuando estuve allí. Es laborioso y, por eso, cuando lo preparo, suelo hacer bastante cantidad para disfrutarlo varios días. Si te gusta el picante, te va a encantar; si no, ten en cuenta que siempre puedes adaptar la receta.

INGREDIENTES

> 300 g de alubias rojas
> 100 g de almendras crudas
> 10 tortillas de maíz
> 5 g de anís
> 30 g de semillas de sésamo
> 5 g de cayena molida
> 4 granos de pimienta de Jamaica
> 50 ml de aceite
> 4 dientes de ajo

> ½ cebolla
> una pizca de sal
> 50 ml de tahíni
> 500 ml de caldo vegetal
> 500 g de tomate
> 20 g de pasas
> 2 ramas de canela
> 85 g de chocolate

ELABORACIÓN

Pon las alubias en remojo 24 horas para que fermenten ligeramente y las digieras mejor. Pasado este tiempo, escúrrelas y cuécelas en abundante agua hasta que queden blandas. Escúrrelas de nuevo y reserva.

Para preparar el mole, tuesta las almendras en una cazuela junto con dos de las tortillas de maíz picadas en trozos pequeños, el anís y las semillas de sésamo. Remueve constantemente para que no se quemen. Sabrás que están listas cuando veas que tanto las tortilla como las almendras están crujientes.

Echa estos ingredientes en una picadora con la cayena y la pimienta de Jamaica, y muélelo todo hasta obtener una harina. Reserva.

Pincela con aceite una cazuela y dora el ajo y la cebolla previamente picados en pequeños trozos junto con una pizca de sal. Disuelve el tahíni en el caldo vegetal y añádelo a la cazuela. Trocea los tomates en cuadraditos y agrégalos también.

Incorpora a la mezcla el picado de especias que has preparado anteriormente, las pasas y las ramas de canela, y hiérvelo todo junto durante

10 minutos. Transcurrido este tiempo, saca las ramas de canela y bate hasta que quede completamente homogéneo.

Por último, añade el chocolate; si ves que no se funde fácilmente, ponlo al fuego a una temperatura templada.

Tuesta ligeramente el resto de las tortillas, rellénalas con las alubias fermentadas, alíñalas con el mole y disfruta todo lo que puedas.

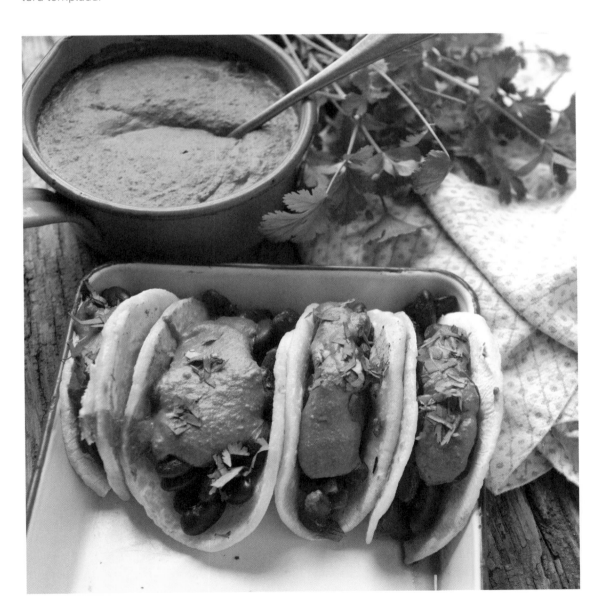

Gundruk de hojas verdes con *naan*

Tiempo de fermentación: del
gundruk, 7 días; del *naan*, 2-3 h
Tiempo de elaboración: 30 min
Estación: típico de diciembre a
febrero
Para 4 raciones

El *gundruk* es un plato típico nepalí que se elabora con unas verduras
llamadas *saag*. Sin embargo, en esta ocasión vamos a prepararlo con
espinacas, hojas de mostaza o de ortigas.

INGREDIENTES

Para el *gundruk*

› 500 g de hojas verdes de espinacas u hojas
  de mostaza u hojas de ortigas
› 1 cebolla
› 2 chiles rojos frescos
› ½ cucharada de cúrcuma
› ½ cucharadita de pimentón dulce
› ½ cucharadita de comino
› ½ cucharadita de semillas de cilantro
› ½ cucharadita de canela
› ½ cucharadita de mostaza
› 1 cucharadita de sal

Para el *naan*

› 50 g de aceite de coco líquido
› 60 g de masa madre
› 120 ml de agua templada
› 120 g de yogur
› ½ cucharadita de sal
› 20 ml de aceite de oliva
› 400 g de harina blanca

ELABORACIÓN

Esta receta requiere de una fermentación previa.
Normalmente, este proceso dura una semana,
pero depende de la temperatura ambiente.

Para hacer el *gundruk*, primero limpia las verduras. Pica las hojas en juliana, la cebolla en
cuadraditos y los chiles en trocitos pequeños.
Colócalas en una ensaladera, añade todas las
especias y la sal, y mezcla apretando hasta que
veas que comienza a salir líquido. Ponlo todo en

un bote y remueve cada día. Pasada una semana,
ya estará listo.

Para preparar el *naan*, combina en una ensaladera el aceite de coco, la masa madre, el agua,
el yogur, la sal y el aceite de oliva hasta que
quede homogéneo. Incorpora la harina y amasa
bien para conseguir una textura fina. Deja que la
masa fermente, tapada con un trapo húmedo, en
un lugar templado hasta que crezca casi el doble.

Tardará unas 2-3 horas, aunque dependerá de lo activa que esté la masa madre.

Pasado este tiempo, extiende la masa de *naan* sobre la encimera con la ayuda de un rodillo. Pon una plancha al fuego y, una vez esté bien caliente, coloca la masa. Es importante que esté muy ca-

liente para lograr un buen resultado. Cuando se dore por un lado, dale la vuelta y cocínala por el otro. Una vez hecha, reserva en un plato con un trapo encima.

Finalmente, templa el *gundruk* ligeramente y ponlo sobre el *naan*.

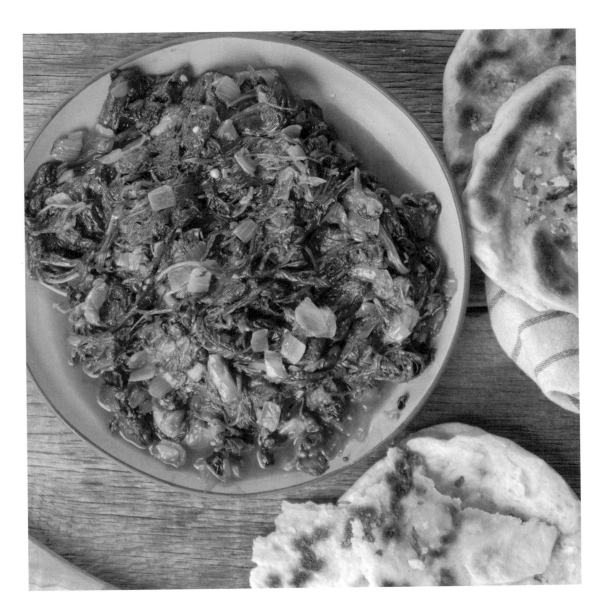

Rollitos de col lombarda con *tempeh*

Receta de Almudena Montero - www.nishime.org - @nishimemacro

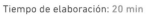

Tiempo de elaboración: 20 min
Estación: otoño-invierno
Para 4 raciones

Llevo muchos años trabajando con Almudena y siempre ha sido una inspiración para mí. En sus platos, se esconde la intención de cuidado y confort de la cocina hecha con amor.

INGREDIENTES

Para 4 rollitos

› 4 hojas de col lombarda
› 1 zanahoria
› 100 g de *tempeh*
› aceite de oliva
› guacamole*
› 2 cucharadas de chucrut
› germinados de alfalfa
› 4 cebollinos o partes verdes de cebolleta

Para el guacamole*

› 1 aguacate grande o 2 pequeños
› 1 cebolleta
› 1 cucharada de cilantro
› ½ limón (el zumo)
› 1 cucharadita de aceite de oliva
› sal al gusto

ELABORACIÓN

Separa cuatro hojas externas de la col lombarda evitando que se rompan (interesa tenerlas enteras para rellenarlas con facilidad). Como el nervio central es muy duro, ponlas sobre una superficie plana y córtales la parte más gruesa de forma longitudinal con un cuchillo. Así quedarán más finas y seguirás teniendo las hojas enteras.

Pon una cazuela con abundante agua a fuego fuerte. Cuando rompa a hervir, escalda por separado las hojas de lombarda y la zanahoria cortada en bastones durante unos 2 minutos y deja enfriar.

Corta el *tempeh* en láminas gruesas y, en una plancha caliente con unas gotas de aceite, márcalo por ambos lados. Reserva.

Para preparar el guacamole, pela el aguacate, quítale el hueso y aplástalo bien en un plato con la ayuda de un tenedor. Añade la cebolleta y el cilantro finamente picados, el zumo de limón, el aceite de oliva y la sal. Pruébalo y rectifica si es necesario.

Monta los rollitos. Busca una superficie plana y coloca las hojas de col lombarda. En la parte central, añade un poco de guacamole, el *tempeh*, los bastones de zanahoria, el chucrut y los germinados. Enrolla las hojas y átalas con el cebollino.

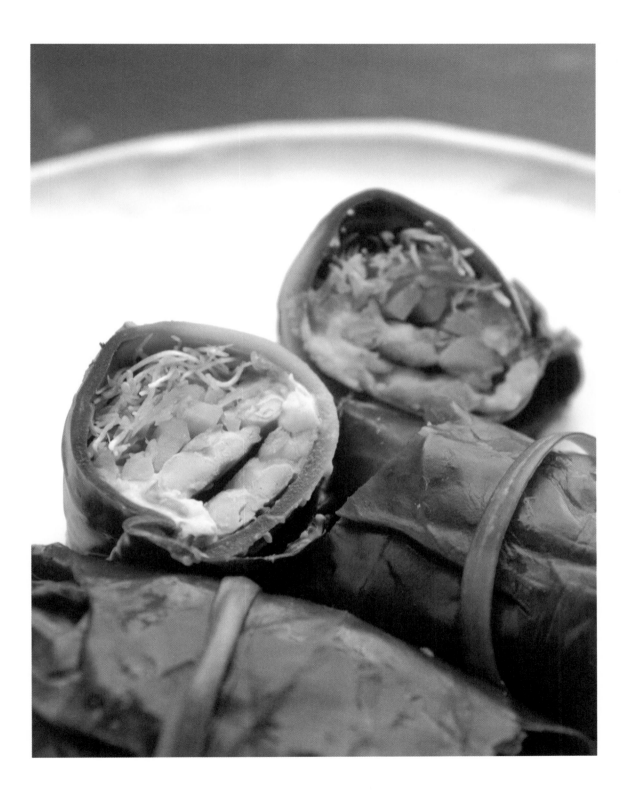

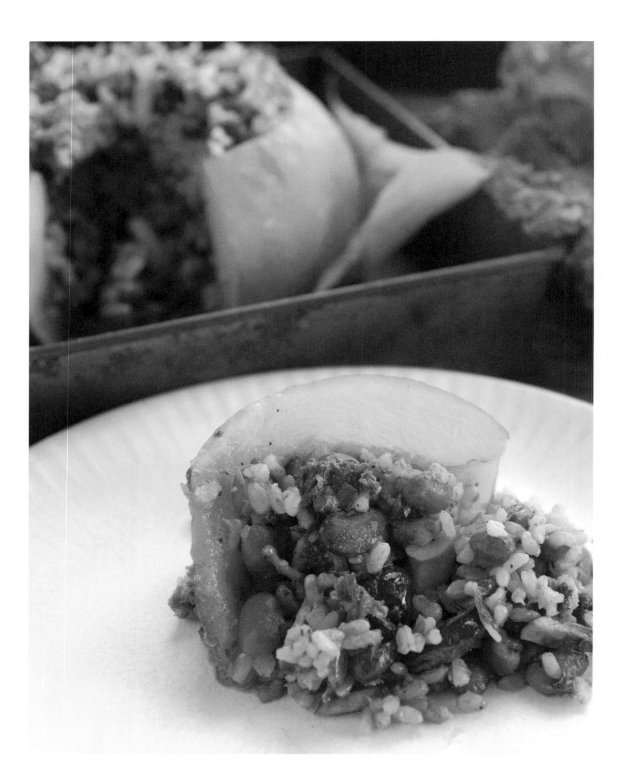

Calabaza rellena gratinada

Tiempo de elaboración:

1 h 45 min

Estación: otoño e invierno

Para 6 raciones

El sabor dulce de la calabaza hace de ella una hortaliza con múltiples posibilidades. En esta receta, vas a asarla entera y rellenarla de arroz con verduras.

INGREDIENTES

> 1 calabaza potimarrón mediana

> 150 g de arroz integral cocido

> 150 g de alubias rojas cocidas

> 60 g de almendras crudas

> ½ cebolla

> 1 diente de ajo

> 2 hojas de kale

> 4 champiñones

> 1 cucharada de orégano

> 1 cucharadita de cúrcuma

> una pizca de sal

> 15 aceitunas negras deshuesadas

> 4 cucharadas de aceite

> pimienta al gusto

> aliño de cítricos (ver receta pág. 181)

ELABORACIÓN

Para preparar esta receta, te recomiendo que elijas una calabaza potimarrón porque podrás comerte la piel. Si no la encuentras, busca otra de forma redonda.

En la parte donde tiene el rabo, haz un agujero circular lo suficientemente grande como para que te quepa la mano y, con la ayuda de una cuchara, saca todas las pepitas del interior. Guarda la parte que has quitado para hacer el agujero; te servirá más tarde como tapa.

Pica las almendras, la cebolla, el ajo, las hojas de kale y los champiñones, y mézclalos en una ensaladera con el arroz, las alubias, el orégano, la cúrcuma, las aceitunas negras, el aceite, una pizca de sal y un poco de pimienta. Una vez bien combinados todos los ingredientes, rellena la calabaza y pon la tapa.

Calienta el horno a 180 °C y asa la calabaza durante una hora y media o hasta que esté tierna al pincharla. Aliña con la salsa de cítricos y sirve.

Tempura de rollitos de nori rellenos de *tempeh*

Tiempo de elaboración: 30 min
Estación: otoño e invierno
Para 4 raciones

La tempura tiene algo adictivo, y estos rollitos todavía más. Es importante que utilices un aceite de buena calidad cuando elabores fritos para que sean un alimento nutritivo.

INGREDIENTES

> 2 ajos
> 50 g de setas
> 200 g de *tempeh*
> ¼ de col china o *pak choi*
> aceite

> sal
> 4 hojas de alga nori
> 40 g de harina blanca
> 10 g de almidón de maíz

ELABORACIÓN

Pica bien finos los ajos, las setas y el *tempeh*. Corta las hojas de col en juliana y, luego, en sentido contrario, trocéalas lo máximo posible. Reserva cada ingrediente por separado.

Calienta una sartén y añade unas gotas de aceite. Echa los ajos y las setas con una pizca de sal y deja que se doren, removiendo de vez en cuando. Reserva. En la misma sartén, con un poco más de aceite, cocina el *tempeh* unos 10 minutos hasta que esté dorado.

Combina los ajos y setas fritos con la col picada, apretando bien, hasta conseguir una mezcla compacta. Seguidamente, bate el *tempeh* hasta lograr una masa y mézclalo con el resto de los ingredientes.

Corta cada alga nori en tres tiras alargadas y luego por la mitad; tienen que quedar 6 rectángulos iguales. En el extremo de cada rectángulo, pon una cucharada de la mezcla que has preparado antes y enróllalo. Humedece ligeramente el borde de la alga para que quede bien pegada.

En un bol, integra bien todos los ingredientes para la tempura: la harina, el almidón y media cucharadita de sal.

Pon una cazuela pequeña al fuego con 2 centímetros de aceite y espera a que se caliente a 180 °C (puedes usar un termómetro). Cuando el aceite alcance esta temperatura, reboza los rollitos en la tempura y fríelos. Hazlo rápido para que no se queme el alga y consigas un buen resultado. Cuando estén dorados, colócalos sobre papel absorbente y sírvelos junto con algún fermentado para digerir mejor las grasas de la fritura.

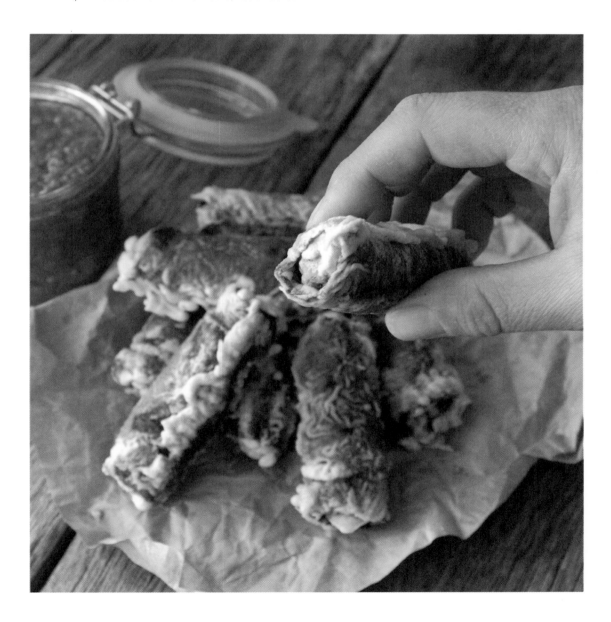

Hojas de col china en *kimchi* rellenas de tofu

Tiempo de elaboración: 25 min

Estación: 4 estaciones

Para 4 raciones

Rellenar hojas de verduras es un recurso muy utilizado en la cocina. En esta receta, utilizarás hojas de col china fermentadas. Así convertirás el plato en un manjar probiótico.

INGREDIENTES

› 8 champiñones

› 2 ajos

› sal

› 200 g de tofu

› 3 cucharada de aceite

› 1 cucharadita de comino

› 1 cucharada de *shoyu* o *tamari*

› 8 hojas enteras de col china fermentadas en *kimchi*

ELABORACIÓN

Limpia los champiñones y los ajos, y pícalos en trozos muy pequeños. En una sartén caliente pincelada con unas gotas de aceite, saltéalos con una pizca de sal y deja que se doren.

Mientras tanto, en una cazuela con abundante agua, cuece el tofu durante 10 minutos. Bátelo con dos cucharadas de aceite, el comino y el *shoyu* hasta conseguir una textura similar a la de una mahonesa.

Revisa los champiñones y, cuando estén dorados, mézclalos con la masa de tofu.

Extiende una hoja de col en una superficie plana. Con la ayuda de una cuchara, pon un poco de masa en el extremo más cercano a ti y enróllala mientras vas doblando los laterales. La masa debe quedar completamente encerrada dentro de la hoja para que no se salga por los lados al comerla. Repite el mismo proceso con el resto de las hojas.

Este plato suele tomarse frío; incluso lo puedes guardar para picar entre horas.

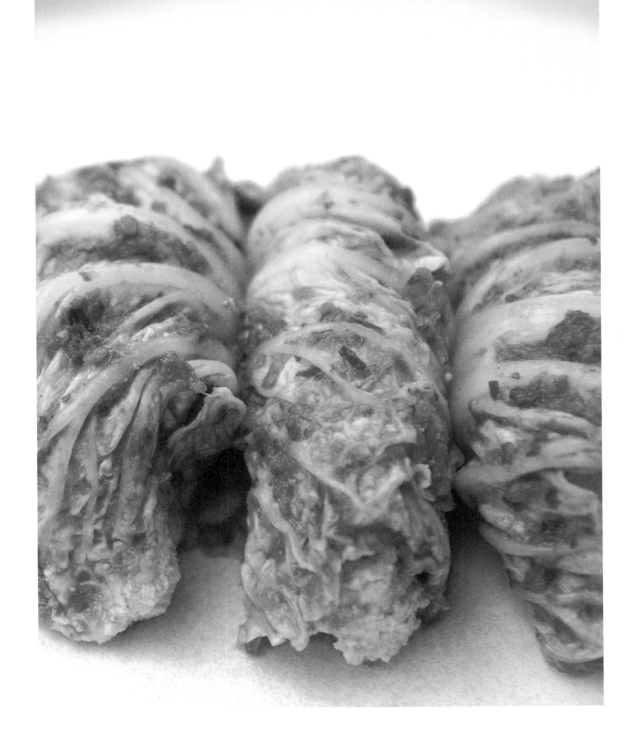

Dosas con curry de garbanzos

Tiempo de fermentación: 36 h
Tiempo de elaboración: 40 min
Estación: primavera y verano
Para 4 raciones

Las *dosas* son un plato fermentado típico de la India y combinan a la perfección con el curry. Puedes hacer ambas recetas con otras elaboraciones, pero te recomiendo que pruebes esta mezcla.

INGREDIENTES

Para las *dosas*

› 300 g de arroz integral o blanco
› 100 g de lentejas rojas
› 1 cucharada de fenogreco
› 1 cucharadita de sal
› 2 cucharadas aceite

Para el curry

› 2 ajos
› 1 cebolla
› 4 ramas de coliflor
› 1 pimiento verde
› 1 pimiento rojo
› ½ calabacín
› aceite
› sal
› 1 rama de citronela
› 2 cm de jengibre
› 1 cucharada de curry
› 1 cucharadita de comino
› 1 cucharadita de semillas de cilantro
› 1 cayena
› 1 cucharadita de pimienta
› 400 ml de bebida de coco
› 100 ml del líquido de cocción de los garbanzos
› 200 g de garbanzos cocidos

ELABORACIÓN

Esta receta requiere un proceso de fermentación previo que forma parte de la elaboración de las *dosas*.

Pon el arroz y las lentejas en remojo durante 12 horas. Pasado este tiempo, escurre y limpia bajo el grifo. Tritúralos en la batidora junto con el fenogreco, el aceite y la sal, añadiendo agua hasta que la textura sea parecida a la del huevo batido. Ponlo todo en un bote de cristal dejando espacio en la parte de arriba para que, cuando fermente, no se desborde la masa al crecer. Tapa el bote sin cerrarlo herméticamente y deja reposar 24 horas a temperatura ambiente. Transcurrido el día, guarda la masa en la nevera para frenar la fermentación; de este modo, no se acidificará en exceso.

Para elaborar el curry, limpia y pica todas las verduras de un tamaño similar al de los garbanzos y resérvalas por separado.

Calienta una sartén y añade unas gotas de aceite. En primer lugar, dora ligeramente los ajos, seguidos de la cebolla, la coliflor y una pizca de sal. Añade los pimientos y el calabacín, y deja que se sofrían a temperatura media. Todas las verduras tienen que quedar doradas por fuera y, a la vez, con una textura crujiente.

Agrega las especias y saltea unos minutos más. Incorpora la bebida de coco, el líquido de la cocción de los garbanzos y los garbanzos. Cuece durante 10-15 minutos.

Para preparar las *dosas*, calienta otra sartén y añade unas gotas de aceite. Coloca un poco de masa de *dosa* y extiéndela hasta que quede fina. Cocina por ambos lados hasta que se dore. Repite el mismo proceso con el resto de la masa.

Sirve ambos platos juntos.

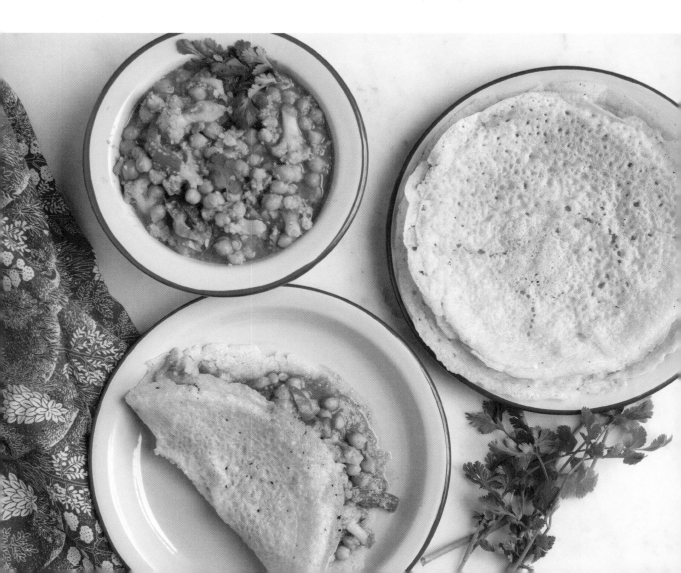

Risotto de hongos

Tiempo de fermentación: 24 h
Tiempo de elaboración: 35 min
Estación: otoño
Para 4 raciones

El *risotto* es un plato típico italiano elaborado a base de arroz. Tiene una textura característica, fina y sobre todo cremosa, además de un sabor intenso. En su forma original, se prepara con queso parmesano. En la receta que comparto aquí contigo, hay algunas modificaciones, aunque con un resultado delicioso.

INGREDIENTES

- 250 g de arroz redondo
- 1 ajo
- ½ cebolla
- aceite
- 2 cucharadas de sal
- 4 champiñones
- 4 *shiitakes*
- 100 g de mezcla de hongos
- 2 tomates secos
- 2 ramas de tomillo
- 750 ml de caldo vegetal
- 200 ml de nata de avena o arroz

ELABORACIÓN

Cuando hagas *risotto*, pon mucha atención en obtener la mayor cremosidad. Para que así sea, deja el arroz en remojo durante 24 horas. De esta forma, conseguirás que fermente ligeramente y lo digerirás mejor.

Trocea el ajo y la cebolla del tamaño de los granos de arroz. Calienta un cazo, pincélalo con unas gotas de aceite y sofríe el ajo y la cebolla con una pizca de sal hasta que cambien de color.

Limpia los champiñones, *shiitakes*, hongos y tomates, y pícalos en trozos pequeños. Agrégalos al cazo junto con el tomillo y dóralo todo a fuego muy bajo. Cuanto más tiempo dejes las verduras cocinándose, mayor será la intensidad del sabor.

Pon a calentar el caldo de verduras. Lava y escurre el arroz, incorpóralo a las verduras y saltéalo ligeramente. Cuando el caldo esté caliente, ve vertiéndolo en el cazo poco a poco mientras remueves. A lo largo de este proceso, el arroz irá soltando el almidón y la textura será más cremosa. Cinco minutos antes de apagar el fuego, añade la nata y prueba para rectificar de sal.

Sirve con una ramita de tomillo fresco encima.

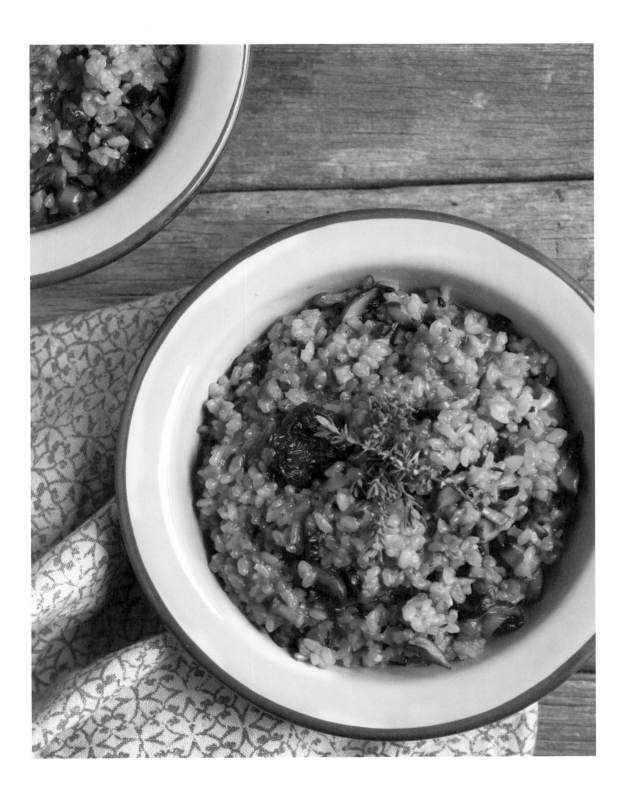

Grits de primavera con alcachofas salteadas

Tiempo de fermentación: 24 h
Tiempo de elaboración: 25 min
Estación: primavera e invierno
Para 4 raciones

Los *grits* son un desayuno típico del sur de Estados Unidos. Se elaboran con polenta, que se puede encontrar nixtamalizada o sin haber pasado este proceso, aunque sirve para la receta en ambos casos. Si la fermentas previamente, la digerirás mejor.

INGREDIENTES

› 100 g de polenta
› 8 champiñones
› aceite
› sal
› 50 g de albahaca fresca

› 8 alcachofas
› 2 dientes de ajo
› 450 ml de agua aprox.
  (para el remojo de la polenta)

154

ELABORACIÓN

Lo primero que harás es fermentar la polenta con agua. Cúbrela con agua, tapa con un trapo y déjala reposar durante un mínimo de 24 horas en un lugar templado. En el momento en que aparezcan burbujas, ya puedes cocinarla.

Limpia los champiñones y pícalos en trozos medianos. Pon una sartén al fuego y, cuando esté caliente, añade unas gotas de aceite, los champiñones y una pizca de sal. Cocina a fuego medio removiendo continuamente. Una vez dorados, resérvalos.

A continuación, deshoja la albahaca y resérvala también.

En una cazuela, pon la polenta con todo el líquido del remojo y añade una cucharada de sal. Caliéntala a fuego bajo mientras revuelves para que no salgan grumos. Tiene que hervir durante 5-10 minutos. Verás que va espesando.

Una vez cocida, incorpora los champiñones y la albahaca fresca. Mezcla bien para que los ingredientes queden repartidos homogéneamente.

Vierte la masa de *grits* resultante en un molde y extiéndela con un grosor de 2 centímetros aproximadamente. Déjala reposar hasta que se temple.

Limpia las alcachofas y trocéalas en láminas longitudinales muy finas. Pica los ajos. Pon una sartén al fuego y, cuando esté bien caliente, añade unas gotas de aceite, las alcachofas, los ajos y una pizca de sal. Deja que se doren removiendo continuamente.

Sirve los *grits* con las alcachofas salteadas por encima.

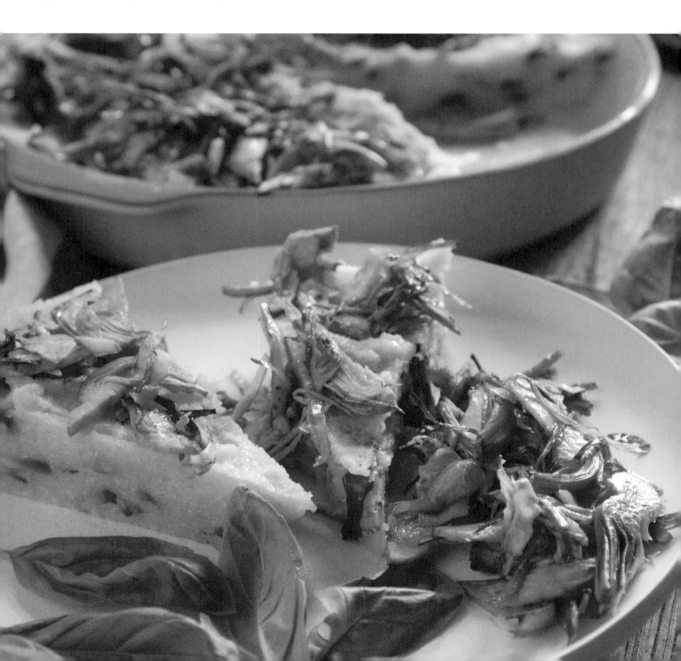

Torta de *kimchi*

Tiempo de fermentación: 24 h
Tiempo de elaboración: 30 min
Estación: 4 estaciones
Para 4 raciones

Esta versión de tortilla vegana es de las mejores que he probado nunca. Si además la rellenas de *kimchi*, conseguirás una combinación increíble. La mayoría de los fermentados tienen la capacidad de potenciar los sabores, pero el *kimchi* los lleva a otro nivel.

INGREDIENTES

› 7 cucharadas rasas de harina de garbanzos

› ½ cucharadita de sal

› 1 cucharadita de cúrcuma

› una pizca de sal negra (opcional)

› 1 cebolla

› 2 calabacines

› aceite

› 100 g de *kimchi*

ELABORACIÓN

Con el fin de digerir bien los nutrientes de esta receta, fermenta ligeramente la masa antes de cocinarla. Para ello, mezcla la harina de garbanzos con agua hasta que adquieran una textura parecida a la del huevo. Asegúrate de que no queda ningún grumo. Déjala reposar durante 24 horas, cubierta con un trapo, a temperatura ambiente.

Pasado este tiempo, añade la sal, la cúrcuma y una pizca de sal negra a la mezcla. La sal negra, al ser sulfurosa, le dará un ligero sabor a huevo.

Pica la cebolla en cuadraditos pequeños y los calabacines en trozos más o menos de 1 centímetro.

Pon una sartén al fuego y, cuando esté caliente, vierte un poco de aceite. Sofríe la cebolla hasta que cambie de color y agrega los calabacines. Cocínalo todo durante unos 10-15 minutos hasta que se dore.

Incorpora esta fritada a la mezcla de harina de garbanzos y añade el *kimchi*. Combina bien todos los ingredientes.

Calienta una sartén antiadherente, pon unas gotas de aceite y vierte toda la masa. Deja que se cocine con tapa a fuego bajo durante 5 minutos por cada lado. Sube el fuego y dora la torta por ambas caras.

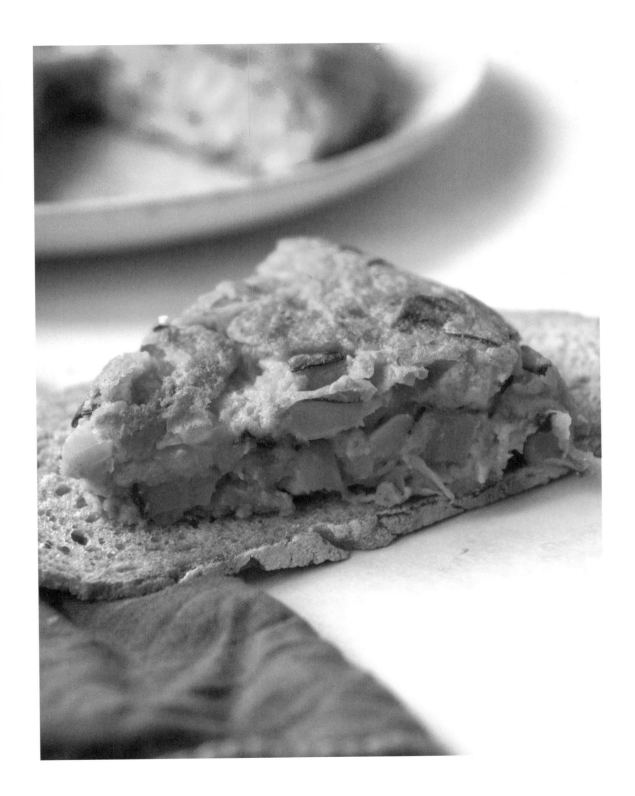

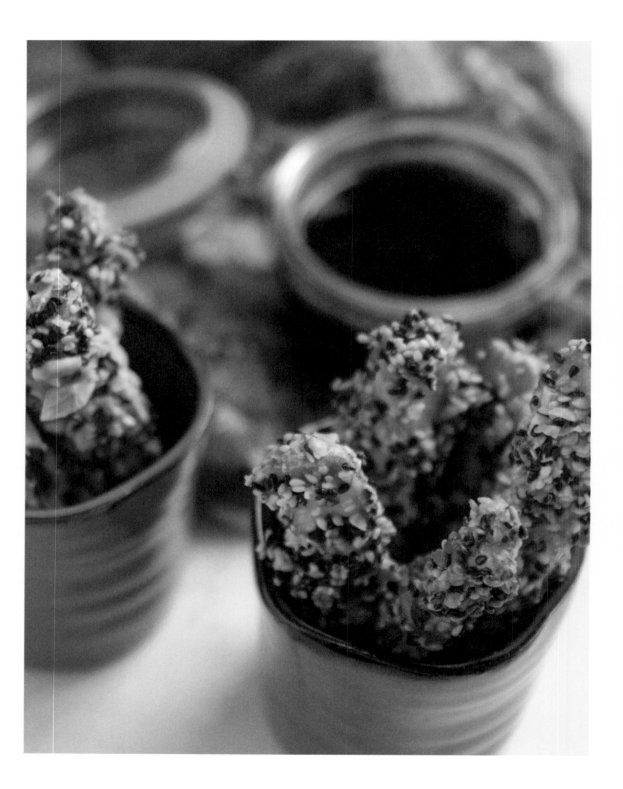

Tofu crujiente rebozado

Tiempo de fermentación: 2 h
Tiempo de elaboración: 20 min
Estación: 4 estaciones
Para 4 raciones

El tofu es un alimento común en Asia, pero, a diferencia de cómo lo tomamos aquí, allí suele fermentarse. En esta receta, harás una fermentación corta, pero, si te animas, puedes dejarlo más tiempo y lo digerirás mejor.

INGREDIENTES

› 300 g de tofu fermentado
› 2 dientes de ajo
› 1 cucharadita de pimienta negra
› 6 cucharadas *shoyu* o salsa de soja
› 100 g de harina
› 120 ml de agua

› sal
› 70 g de almendras picadas
› 20 g de sésamo negro
› 20 g de sésamo blanco
› Salsa de *shoyu* con *mirin* (25 ml de *shoyu* + 25 ml de *mirin* y rebajar con 25 ml de agua)

ELABORACIÓN

Primero, tendrás que fermentar el tofu. Para ello, pica el tofu longitudinalmente en tiras de 1 centímetro de grosor aproximadamente y ponlo en un recipiente de cristal junto con los ajos picados, la pimienta negra y la salsa de soja bien mezclados. Agrega la cantidad de agua suficiente para sumergir el tofu, pues ha de quedar cubierto por completo. Déjalo macerar durante 2 horas o, si tienes tiempo, hasta 24.

En un bol, añade la harina, los 120 ml de agua, la pimienta y la sal, y mezcla hasta conseguir una masa sin grumos.

En otro bol, coloca la almendra picada, el sésamo negro y el blanco, y combina bien.

Echa abundante aceite en una sartén y caliéntalo. Baña el tofu en la mezcla de harina y agua y, seguidamente, en la de almendras y sésamo. Fríe el tofu rebozado y deja que se dore por todas las caras. Colócalo sobre papel absorbente para que se escurra. Repite el proceso con el resto de las tiras de tofu.

Sírvelo acompañado de una mezcla de salsa de soja y *mirin* a partes iguales.

Hamburguesas de *tempeh*

Tiempo de elaboración: 20 min
Estación: 4 estaciones
Para 4 raciones

Las hamburguesas siempre son un gran recurso, sobre todo cuando hay pequeños en casa. Esta receta es una manera de añadir *tempeh* a la comida sin que nadie sepa de qué misterioso ingrediente están hechas.

INGREDIENTES

› 1 puerro
› 1 zanahoria
› 1 diente de ajo
› 1 manojo de perejil

› unas gotas de aceite
› una pizca de sal
› 200 g de *tempeh*

ELABORACIÓN

Limpia las hortalizas y pícalas en trocitos muy pequeños. En el caso de la zanahoria, puedes rayarla si te resulta más sencillo.

Coloca una sartén al fuego con unas gotas de aceite. Fríe ligeramente el ajo y el puerro con una pizca de sal. Agrega la zanahoria y dóralo todo a fuego medio.

Con la ayuda de un procesador o rayador, pica el *tempeh* hasta que quede completamente desmenuzado. Sofríelo junto con el resto de los ingredientes que ya tienes en la sartén.

Pon la mezcla en una ensaladera y espera a que se temple. Cuando puedas manejarla con las manos, aprieta para que quede ligeramente apelmazada y dale forma de hamburguesa. Puedes hacer bolas y luego aplastarlas si te resulta más sencillo.

En otra sartén al fuego, añade unas gotas de aceite y dora las hamburguesas por ambas caras a fuego medio.

Te recomiendo que acompañes estas hamburguesas con la ensalada prensada macerada (ver receta pág. 116).

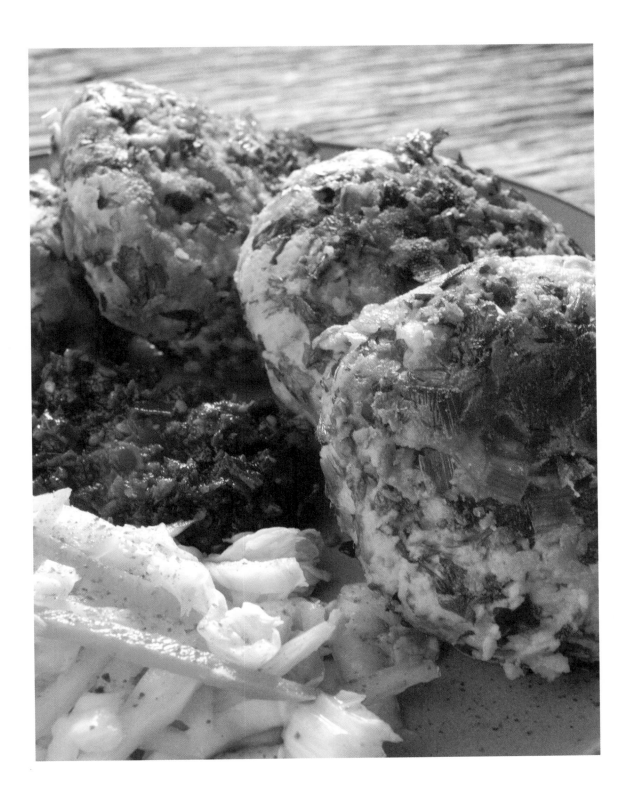

Pizza de masa madre con rúcula

Tiempo de fermentación: 24 h
Tiempo de elaboración: 20 min
Estación: 4 estaciones
Para 4 raciones

Cada viernes preparo pizza en casa y, poco a poco, hemos ido creando una ligera y fina. Como todas las recetas elaboradas con masa madre, el resultado depende mucho de la calidad de esta y de una correcta fermentación.

INGREDIENTES

Para la masa

› 400 g de harina semiintegral
› 100 g de harina de maíz
› 350 ml de agua
› 120 g de masa madre
› 10 g de sal

Para la cobertura

› salsa de tomate
› ½ calabacín
› 8 champiñones
› aceite
› sal
› 100 g de rúcula

ELABORACIÓN

Para hacer la masa, mezcla las dos harinas hasta que no notes diferencia entre ellas. Añade el agua y combina bien hasta obtener una mezcla homogénea. Coloca la masa en una ensaladera tapada con un trapo húmedo.

Pasadas dos horas, añade la masa madre y la sal, y amasa hasta que consigas una textura fina; puedes tardar entre 10 y 15 minutos, dependiendo del ritmo al que lo hagas. Déjala reposar dentro de la nevera tapada con un trapo húmedo durante 24 horas.

Transcurrido el tiempo de fermentación, corta la masa en cuatro trozos y estírala. Si lo haces con rodillo, la masa se desgasificará y saldrá muy fina. En cambio, si usas las manos, la masa creará grandes burbujas al hornearse. Puede que necesites echar un poco de harina en el rodillo o mancharte las manos para que no se pegue.

Una vez extendida, coloca la masa sobre papel vegetal y reparte los ingredientes de la cobertura por encima: primero la salsa de tomate, luego el calabacín en rodajas y los champiñones en láminas. Échale un chorro de aceite y sal.

Enciende el horno a la temperatura más alta que te permita. Cuando esté caliente, deja la pizza, con el papel vegetal, sobre la base del horno durante 3 minutos; verás que, en este tiempo, sube rápidamente. Colócala entonces en una bandeja y ponla en la parte más alta del horno otros 3 minutos.

Cuando saques la pizza, añade un poco de aceite de oliva, sal y hojas de rúcula por encima.

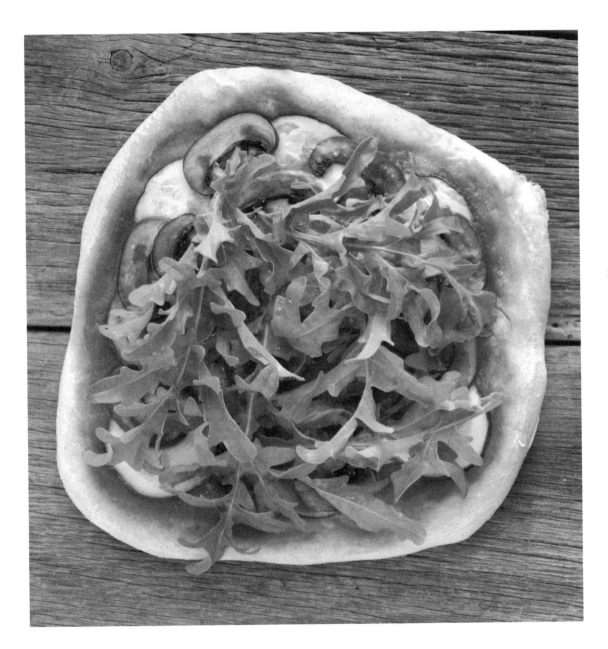

Pizza de lentejas

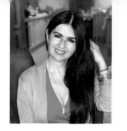

Receta de Patricia Restrepo - www.patriciarestrepo.org - @patriciarestrepomacrobiotica

Tiempo de fermentación: 24 h

Tiempo de elaboración: 15 min

Estación: 4 estaciones

Para 4 raciones

Este es un plato increíblemente rico en proteínas y fermentos, ideal para niños y deportistas.

INGREDIENTES

Para la base de pizza

› 250 g de lentejas rojas

› 1 diente de ajo

› 1 cucharadita de sal

› unas gotas de aceite de oliva

Para el queso vegano

› 250 g de tofu ahumado

› 5 cucharadas de chucrut

› 1 cucharada de almendras molidas

› 1 cucharadita de pasta de *umeboshi*

› aceite al gusto

› una pizca de sal

› un poco de caldo (puede ser simplemente agua o el caldo del chucrut que hemos utilizado)

Para la cobertura

› 100 g de setas (champiñones o *shiitakes*)

› 3 alcachofas

› 1 cebolla roja

› 2 tomates secos

› 1 manojo de espárragos verdes

› *shoyu* o salsa de soja

› 1 cucharada de orégano

ELABORACIÓN

Comienza la receta poniendo las lentejas rojas en remojo en 300 mililitros de agua durante 24 horas. Al día siguiente, elimina el agua y tritúralas junto con el ajo y la sal.

Precalienta el horno a 180 °C. Mientras tanto, coloca papel vegetal sobre la bandeja y echa unas gotas de aceite. Vierte la masa de lentejas enci-

ma y dale forma redondeada. Introdúcela en el horno y, cuando veas que tiene una consistencia compacta, dale la vuelta para cocinarla por el otro lado. Reserva.

Para preparar el queso vegano, tritura el tofu junto con el chucrut, las almendras molidas, la pasta de *umeboshi*, una pizca de sal, un poco de caldo y un poco de aceite en un procesador de alimentos hasta conseguir una textura homogénea. Reserva.

Finalmente, para la cobertura, corta los vegetales muy finos y saltéalos brevemente para que queden jugosos. Añade unas gotas de *shoyu* para realzar el sabor.

Coloca la base de la pizza, añade el queso vegano y esparce por encima las verduras salteadas y el orégano.

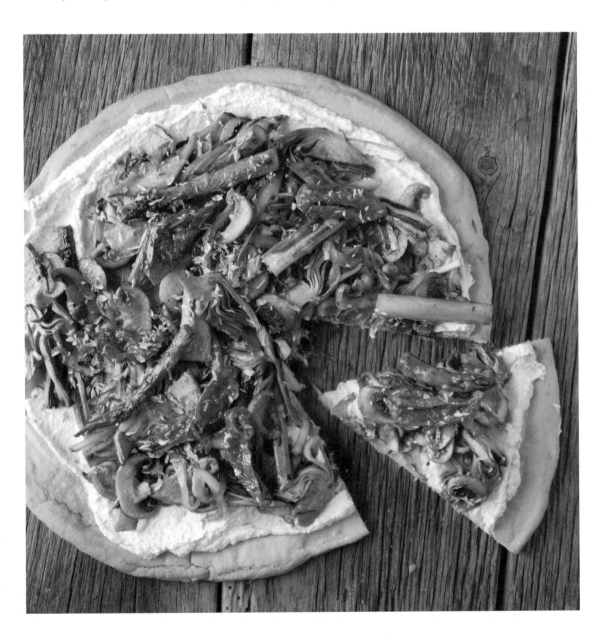

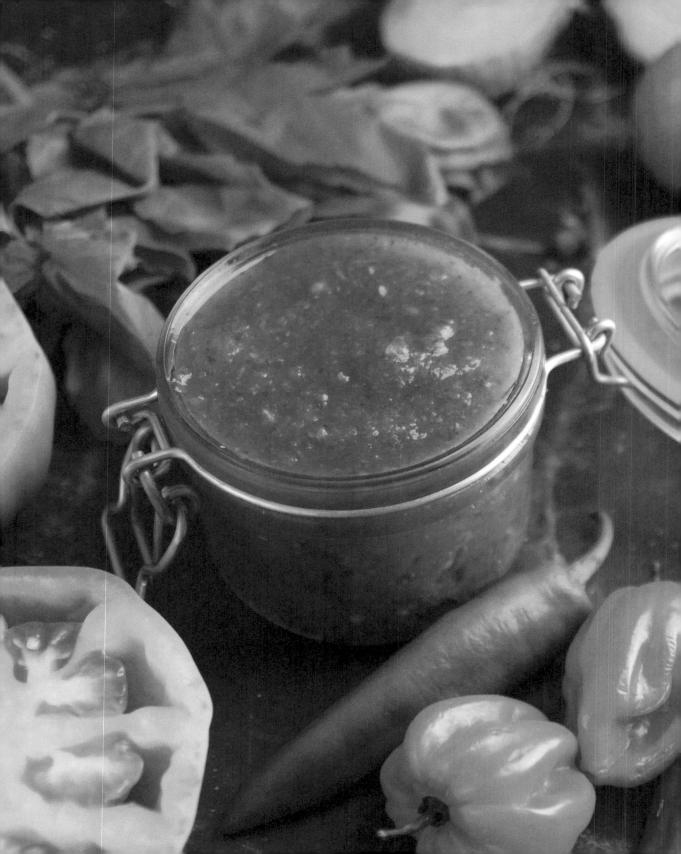

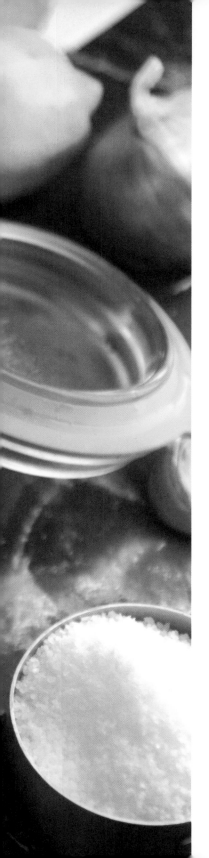

Recetas

Aliños y salsas

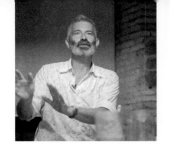

Jugo de fermentados para otras elaboraciones

Receta de Sandor Ellix Katz - www.wildfermentation.com

ELABORACIÓN

Si llevas tiempo fermentando, quizá alguna vez, al acabarse un bote de vegetales fermentados, no has sabido qué hacer con el líquido sobrante. Se trata de un elixir lleno de sabor y probióticos, por lo que, a continuación, te cuento diferentes maneras de reutilizarlo:

1. Toma una pequeña cantidad tal y como está o dilúyelo en agua. Este tónico facilita la digestión y es conocido como cura para la resaca.

2. Utilízalo como aliño para ensaladas. Mézclalo con aceite y vinagre ¡y listo!

3. Agrégalo a diferentes marinados para dar sabor a otros ingredientes o para predigerirlos; así asimilarás mejor los nutrientes.

4. Prepara unas galletas deshidratadas con semillas e incluso verduras fermentadas troceadas. Si las vas a cocinar, puedes echar el jugo para dar sabor a la masa.

5. Añádelo a otras preparaciones, como pesto, chutney y otras salsas. Les darás un extra de sabor, además de probióticos.

6. Agrégalo a guisos y sopas para dar sabor. En otras culturas, como la coreana, les encanta el estofado de *kimchi*, en la europea disfru-tan la sopa de chucrut, y en la rusa saborean la *okroshka*, elaborada a base de salmuera de escabeche fría en verano. Además, en estas sopas frías, el líquido conserva su poder probiótico.

7. Incorpora el líquido en un sofrito al finalizar la cocción: cúbrelo y cocínalo al vapor para dar más sabor.

8. Utiliza un poco de este jugo salado, agrio y sabroso en cócteles; así equilibrarás sabores y le darás complejidad a la bebida. También puedes emplearlo en bebidas sin alcohol.

9. Utilízalo como aderezo o condimento para otros platos. Para ello, concentra el jugo cocinándolo. Al tener una buena cantidad de sal y acidez, se conserva durante largo tiempo. Si reservas parte del líquido sin cocinar y luego lo echas a la salsa, estarás añadiendo a la vez probióticos.

10. Prepara sal de fermentados simplemente colocándolos en una deshidratadora, en el horno o al sol a baja temperatura. Obtendrás cristales de sal aromatizados por las verduras y la fermentación.

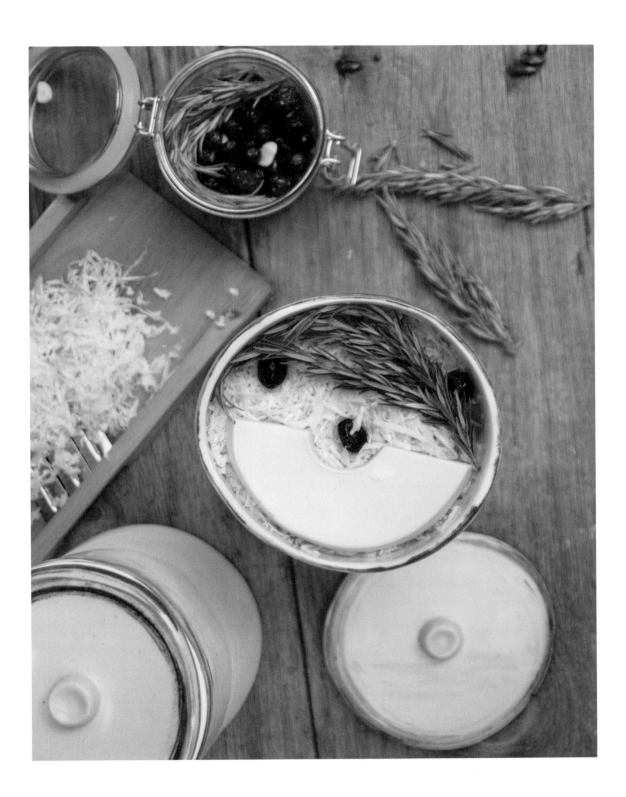

Sales fermentadas deshidratadas

INGREDIENTES

› líquido de fermentado
   (la cantidad sobrante
   de otra preparación)
› romero al gusto
› tomillo al gusto

Si preparas fermentados habitualmente, seguro que te sobran salsas, restos de *kimchi* o el líquido de fermentación del chucrut u otras salmueras, y da pena tirarlos. Esta es una maravillosa opción para crear con ellos una sal llena de probióticos.

ELABORACIÓN

Puedes hacer esta receta solo con líquido fermentado o añadir verduras fermentadas, triturándolas muy finas.

En una deshidratadora o bandeja de horno, coloca papel vegetal y distribuye por encima una capa fina de líquido fermentado o del puré que hayas obtenido al batir verduras con líquido de fermentación. Te recomiendo que la capa no sobrepase el medio centímetro para que el proceso sea rápido.

Si lo haces con una deshidratadora, enchúfala y deja que se seque completamente el líquido que has colocado.

Si lo haces en el horno, enciende el ventilador, pon una temperatura máxima de 50 °C y, si es posible, deja la puerta ligeramente abierta (yo suelo colocar una cuchara para que se quede abierta 1 centímetro más o menos); de esta forma, el vapor que se genere irá saliendo. Comprueba cada cinco minutos cómo va el proceso y apaga el horno cuando veas que el líquido se ha evaporado del todo.

Saca la mezcla de la deshidratadora o del horno y, con la ayuda de las manos, desmenúzala. Si la textura ha quedado muy dura, emplea un molinillo o mortero. Añade el romero y el tomillo seco picados muy finos y mézclalos con las sales ya en polvo.

Para conservar las sales correctamente, métela en un bote de cristal. Prepara una bolsita de tela con unos granos de arroz, ciérrala bien para que no se escapen y ponla dentro de las sales. Absorberá la humedad del ambiente y mantendrá las sales secas.

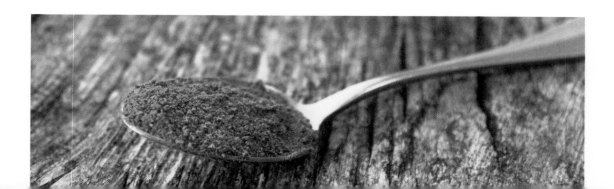

Aliño de ajos negros y romero

INGREDIENTES

› 3 dientes de ajo negros
› 10 cucharada de aceite de oliva
› una pizca de sal
› 10 hojitas de romero

ELABORACIÓN

Pela los ajos negros y ponlos en el vaso de una batidora junto con el resto de los ingredientes.

Bate hasta que quede una mezcla homogénea.

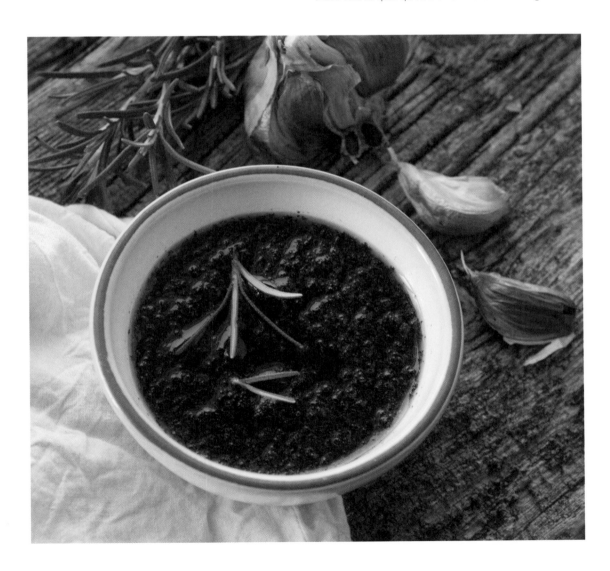

Aliño agridulce de *kimchi*

INGREDIENTES

› 50 g de *kimchi* tradicional de col china
› 2 cucharadas de concentrado de manzana
› 2 cucharadas de aceite de oliva
› unas gotas de limón
› 1 cucharadita de semillas de sésamo negro
› 1 cucharadita de semillas de sésamo blanco
› sal al gusto

ELABORACIÓN

Con la ayuda de un cuchillo, pica el *kimchi* lo más finamente posible.

En un recipiente, añade los demás ingredientes y combínalos hasta conseguir una salsa homogénea.

Añade el *kimchi* y vuelve a mezclar bien.

Aliño de roquefort de *daikon*

Hay recetas que las descubres por casualidad; esta es una de ellas. Tiene un sabor similar al queso roquefort; sin embargo, este aliño no lleva ningún ingrediente parecido.

INGREDIENTES

› 1 nabo fermentado en salvado de arroz o *nukazuke* (ver receta página 111, *ensalada de endivias con nabo fermentado y nueces*, para saber cómo preparar *nukazuke*)
› 3 cucharadas de crema de almendras blancas
› 2 cucharadas de aceite de oliva

ELABORACIÓN

Elimina el salvado de arroz del nabo pasándolo ligeramente por agua y córtalo en trozos de un 1 centímetro aproximadamente.

Tritura el nabo picado con el resto de los ingredientes hasta obtener una pasta homogénea.

Te durará varias semanas en la nevera.

Aliño de mostaza dulce

INGREDIENTES

› 1 dátil
› 1 cucharadita de mostaza
› ½ cucharadita de canela
› 3 cucharadas de aceite
› 1 cucharada de zumo de limón

ELABORACIÓN

Pon el dátil en remojo durante varias horas.

Elimina el agua del remojo y bate el dátil con el resto de los ingredientes hasta que quede una mezcla homogénea.

Puedes guardar este aliño en la nevera durante largo tiempo y utilizarlo en las recetas que más te gusten.

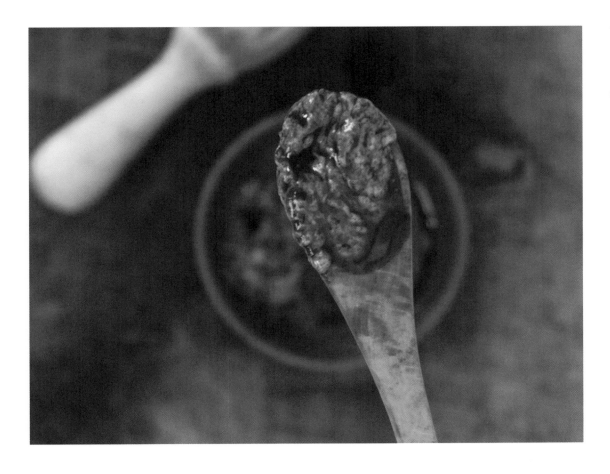

Aliño Midori

Este aliño es obra (y de ahí el nombre) de una buena amiga japonesa que me ha ayudado con la traducción de algunos libros en su lengua, y así se nos han ocurrido ideas deliciosas.

INGREDIENTES

› 1 fresa o ciruela hecha puré o 1 cucharadita de compota de fresas
› 1 cucharadita de pasta de sésamo o tahíni
› 2 cucharadas de vinagre de *umeboshi*
› 3 cucharadas de aceite de sésamo
› ½ cucharadita de miso blanco
› semillas de sésamo (opcional)

ELABORACIÓN

Bate todos los ingredientes —excepto las semillas de sésamo— hasta obtener una mezcla homogénea.

Sirve con unas semillas de sésamo por encima.

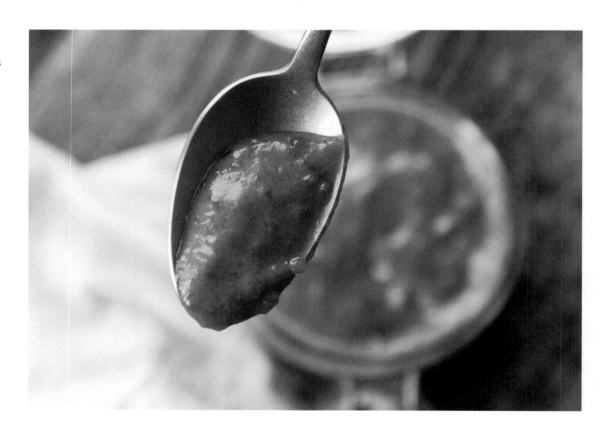

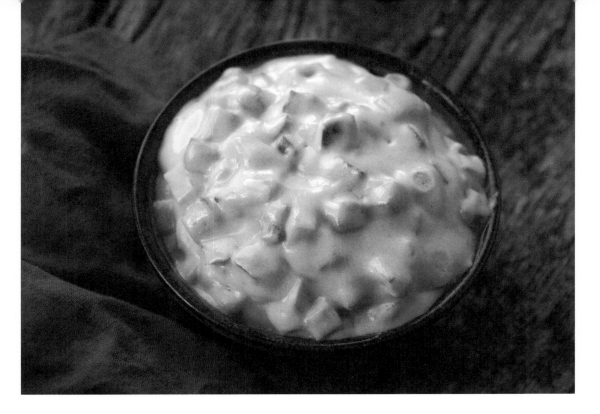

Aliño de mostaza mediterráneo

La mostaza es una semilla de la zona mediterránea con la que se elabora una salsa con el mismo nombre. La podemos encontrar (o comprar) picante o con un sabor ligeramente más suave.
Elige la que más te guste para elaborar esta salsa.

INGREDIENTES

› 1 pepino
› 2 cucharadas de salsa de mostaza
› 4 cucharadas de yogur de soja
› 3 cucharadas de aceite
› una pizca de sal

ELABORACIÓN

Pica el pepino en trocitos muy pequeños, pero en forma de cuadraditos.

En un recipiente, mezcla la mostaza, el yogur, el aceite y la sal. Combina bien hasta que quede una mezcla homogénea.

Añade el pepino picado y vuelve a mezclar.

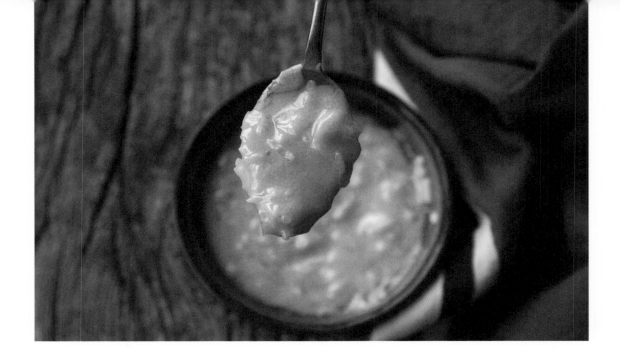

Vinagreta de chucrut

Una característica de los fermentados es su sabor ácido. Esto nos ayuda a crear increíbles vinagretas para aliñar cualquier ensalada. Esta receta la prepararás con chucrut de col blanca, pero puedes hacerla con otros fermentados.

INGREDIENTES

› 30 g de chucrut de col blanca
› 1 ajo
› 8 cucharadas de aceite de oliva virgen extra
› 2 cucharadas de vinagre
› 1 cucharada de mostaza
› sal al gusto
› pimienta al gusto

ELABORACIÓN

Pica en trozos lo más pequeños posibles el chucrut y el ajo. Resérvalos.

En un vaso, vierte el aceite y el vinagre, y añade la mostaza, la sal y la pimienta. Combina hasta lograr una mezcla homogénea. Luego agrega el chucrut y el ajo picados.

Puedes guardar esta vinagreta en la nevera; aguanta mucho tiempo. Así podrás usarla en diferentes elaboraciones.

Sirve con unas semillas de sésamo por encima.

Mahonesa de *koji*

El *koji* es uno de esos fermentados que, cuando lo descubres, te enamora. Tiene un sabor dulce natural que hace que combine con muchos ingredientes. Se puede utilizar tanto para recetas dulces como saladas.

INGREDIENTES

› 1 cucharada de *koji*
› 80 ml de bebida de soja
› 160 ml de aceite de girasol
› 1 cucharadita de semillas de mostaza
› 1 cucharada de vinagre
› ½ cucharadita de sal

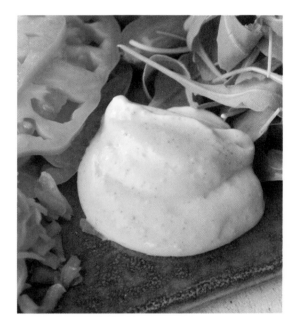

ELABORACIÓN

Pasa el *koji* por el molinillo para conseguir una harina fina. Si no tienes molinillo y tu *koji* está seco, déjalo en remojo en la bebida de soja durante 2-3 horas. Es importante que la salsa quede fina y sin grumos.

Bate todos los ingredientes a potencia media colocando la batidora abajo del todo. Sigue batiendo hasta que la mezcla empiece a cuajar y el *koji* y las semillas de mostaza queden bien picados. El resultado tiene que ser una salsa cremosa.

Si prefieres la salsa más líquida, añade más bebida de soja a la mezcla antes de batir; por el contrario, si te gusta más la textura compacta, añade más aceite.

Chutney de ciruelas o mango

Tiempo de fermentación: 4 días
Tiempo de elaboración: 15 min
Estación: primavera u otoño
(depende de si utilizas ciruelas
o mango)

El chutney es un condimento típico de la India. En esta receta, lo vas a fermentar y preparar con ciruelas o mango; de esta forma, conseguirás un sabor agridulce natural.

INGREDIENTES

- › 200 g de ciruelas o 1 mango
- › ¼ de cebolla roja
- › ¼ de pimiento verde
- › ¼ de pimiento rojo
- › 30 g de cilantro

- › ½ limón (el zumo)
- › 2 dientes de ajo
- › 2 g de sal
- › 2 cucharadas del líquido de otro fermentado, como chucrut u otra salmuera
- › 2 guindillas de cayena

ELABORACIÓN

Asegúrate de que la fruta que elijas esté dura y ligeramente madura. Si contiene mucho azúcar, la fermentación se puede convertir en alcohólica, y no es ese el resultado buscado.

Corta las ciruelas o el mango, la cebolla y los pimientos de un tamaño parecido, alrededor de medio centímetro, y ponlos en una ensaladera.

Pica el cilantro y los ajos lo más finamente posible, y añádelos a la ensaladera junto con el zumo

de medio limón, el líquido del otro fermentado, la sal y las cayenas.

Viértelo todo en un bote que pueda dejar escapar el CO_2 o, simplemente, tapa la ensaladera con una gasa sujeta con una goma, y deja fermentar durante 4 días.

Una vez haya fermentado, consume el chutney o consérvalo en la nevera.

También puedes batirlo y utilizarlo como salsa.

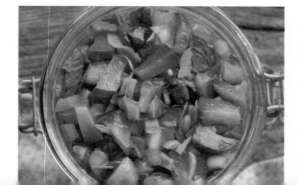
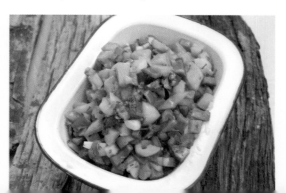

Kimchichurri

El chimichurri es una salsa típica de Argentina, Paraguay, Uruguay y otros países de América Latina. Contiene una gran cantidad de hierbas aromáticas y, en esta receta, también probióticos. Verás qué sabor tan intenso a *kimchi*.

INGREDIENTES

› ½ manojo de perejil
› 2 cucharadas de orégano fresco
› 1 taza de aceite de oliva
› 200 ml de salsa de *kimchi*

ELABORACIÓN

Para elaborar esta receta, solo necesitas la salsa de *kimchi*, aunque, si te apetece, también puedes utilizar verduras fermentadas. En ambos casos, el resultado es buenísimo.

Limpia las hierbas aromáticas y elimina los tallos, pues solo usarás las hojas. Pícalas bien en un procesador de alimentos o con un cuchillo. El picado tiene que ser muy fino, pero con cuidado para que no se convierta en una pasta. Una vez lo tengas, añade el aceite de oliva y la salsa de *kimchi*.

Guarda el aliño en la nevera. Puedes utilizar el *kimchichurri* en múltiples platos y también para marinar ingredientes.

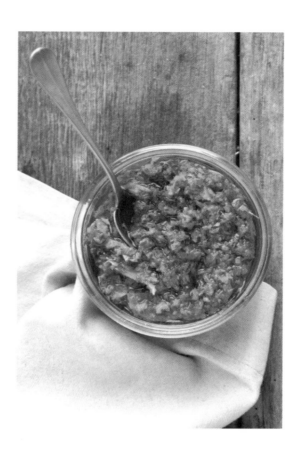

Salsa tabasco fermentada

INGREDIENTES

› 100 g de tomates verdes
› 30 g de cebolla
› 1 chile jalapeño
› 1 pimiento verde
› 4 dientes de ajo
› 50 g de albahaca
› 3 granos de pimienta de Jamaica
› 1 limón
› 1 cucharadita de sal

ELABORACIÓN

Bate todos los ingredientes hasta conseguir una mezcla bien fina, aunque puede quedar algún grumo si lo prefieres.

Ponlo en un bote y deja que fermente a temperatura ambiente con la tapa puesta, pero sin cerrar herméticamente, durante 2-3 días. Remuévelo cada día.

Cierra el bote y guárdalo en la nevera, donde se conservará durante meses.

Puedes guardar este aliño en la nevera durante largo tiempo y utilizarlo en las recetas que más te gusten.

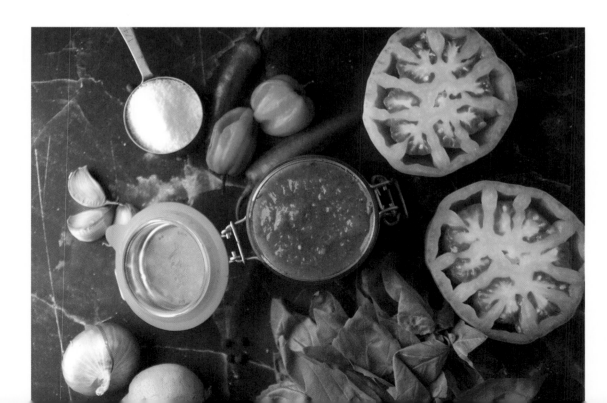

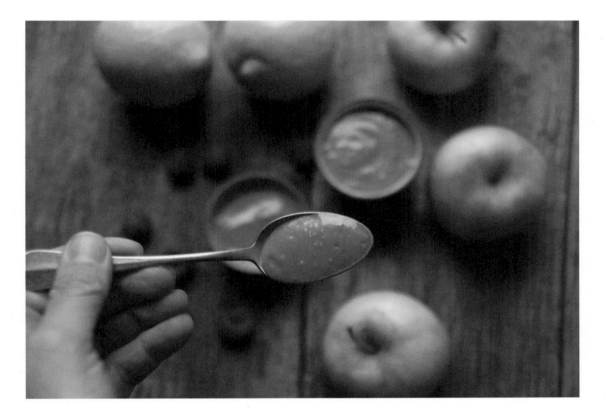

Aliño de cítricos

INGREDIENTES

› 100 g de frambuesas fermentadas
› ½ limón (ralladura de la piel)
› 100 ml de zumo de naranja
› 4 cucharadas de aceite
› 1 cucharadita de sal

ELABORACIÓN

Pon todos los ingredientes en un mortero y mája-los bien hasta conseguir una textura homogénea.

Este aliño se conserva durante largo tiempo en la nevera.

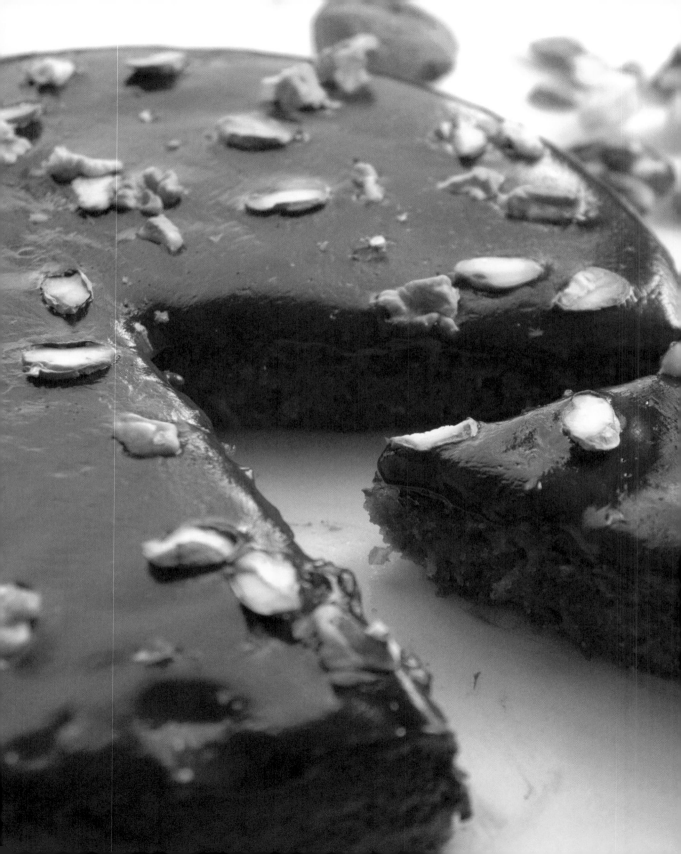

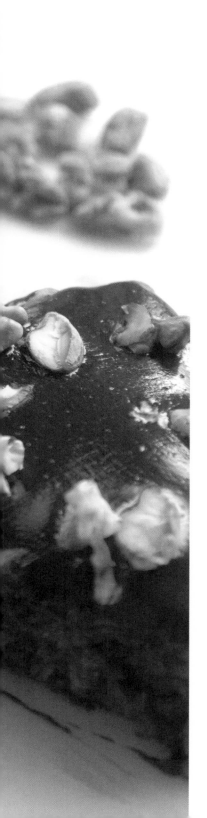

Recetas

Postres

Tiramisú de *amasake*

Tiempo de elaboración: 15 min

Estación: 4 estaciones

Para 6 raciones

El tiramisú es un postre típico italiano elaborado con queso mascarpone. Esta receta se hace con *amasake*, un endulzante típico japonés con el que conseguirás un resultado cremoso y dulce natural.

INGREDIENTES

› 500 ml de *amasake*

› 2 cucharadas de puré de almendras blancas

› 200 ml de nata de avena

› 2 cucharadas de maicena

› una pizca de sal

› 10 galletas cuadradas

› 100 ml de café (puede ser descafeinado)

› 10 g de cacao en polvo desgrasado

ELABORACIÓN

En una cazuela, bate el *amasake*, el puré de almendras, la nata, la maicena y la sal hasta obtener una mezcla bien fina. Ponla al fuego y lleva a ebullición removiendo continuamente. Luego, cocínala durante 5 minutos.

Cubre el fondo de un molde con las galletas y echa sobre ellas el café para que queden impregnadas. Ten cuidado de añadir la cantidad justa para que no floten.

Vierte sobre las galletas la masa que has preparado y déjala enfriar completamente.

Una vez enfriada, con la ayuda de un colador, espolvorea cacao por encima creando una capa fina sobre todo el tiramisú.

Deja enfriar en la nevera y ya lo tienes preparado.

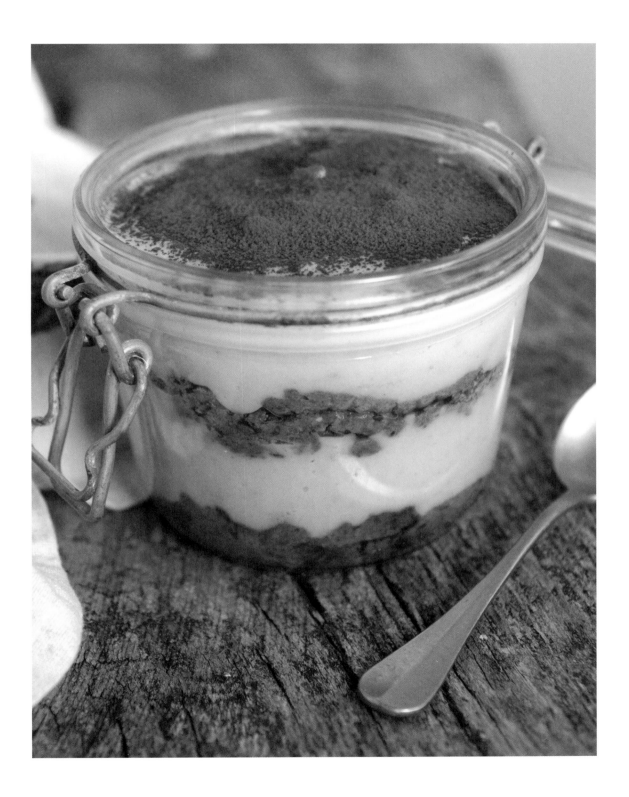

Tortitas de masa madre y caramelo de miso

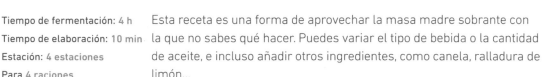

Receta de Paula Azevedo - @paula.n.azevedo

Tiempo de fermentación: 4 h
Tiempo de elaboración: 10 min
Estación: 4 estaciones
Para 4 raciones

Esta receta es una forma de aprovechar la masa madre sobrante con la que no sabes qué hacer. Puedes variar el tipo de bebida o la cantidad de aceite, e incluso añadir otros ingredientes, como canela, ralladura de limón...

INGREDIENTES

Para las tortitas

› 70 g de masa madre activa
› 70 g de harina de trigo o de espelta
› 70 ml de bebida de arroz
› 40 g de melaza de arroz
› 20 ml de aceite de semillas de uva
› una pizca de sal

Para el caramelo

› 3 cucharadas de miso de cebada o, si prefieres un sabor más suave, *shiro miso*
› 9 cucharadas de melaza de arroz
› 6 cucharadas de nata de avena

ELABORACIÓN

Para preparar las tortitas, empieza por poner todos los ingredientes en un recipiente y mézclalos hasta que no queden grumos. La cantidad de bebida vegetal que debes añadir dependerá de la densidad de la masa madre que utilices; agrega la necesaria para conseguir una textura similar a la de un bizcocho.

Tapa la mezcla y déjala fermentar a temperatura ambiente 4 horas o toda la noche en la nevera. Transcurrido este tiempo, remueve bien la masa antes de cocinarla.

Calienta una sartén al fuego y coloca un molde metálico de unos ocho centímetros de diámetro.

Añade unas gotas de aceite y un poco de masa hasta cubrir el molde. Una vez hayas dado el primer golpe de cocción, retira el molde para que no se te quede pegado. Cocina a temperatura baja para que la tortita se haga lentamente y luego dale la vuelta. Comprueba que la masa está bien cocida por dentro ayudándote de un palillo.

Para hacer el caramelo, puedes emplear misos más salados o más dulces, dependiendo de lo que a ti te guste, porque es una mezcla de ambos sabores. El proceso es muy sencillo: bate todos los ingredientes hasta lograr una mezcla homogénea; a continuación, calienta el caramelo en una cazuela a temperatura muy baja y, antes de que comience a hervir, apaga el fuego. Pruébalo y, si lo crees necesario, añade unas gotas de concentrado de manzana para darle mayor dulzor y unas gotas de *shoyu* para ensalzar el sabor.

Guarda el caramelo en la nevera y utilízalo cuando te apetezca. Solo tendrás que calentarlo antes de consumir para que quede ligeramente fluido.

Para servir las tortitas, cúbrelas con el caramelo de miso y, si quieres, con un poco de nata.

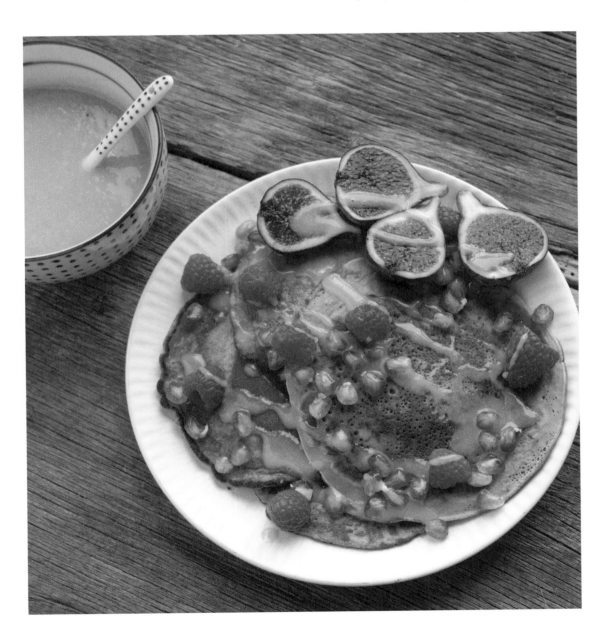

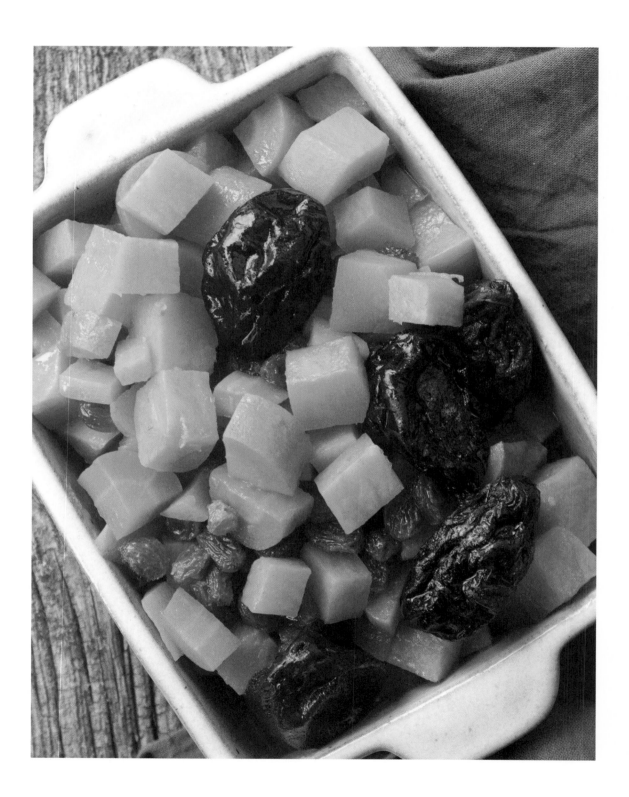

Tzimmes de boniato

Tiempo de elaboración: 40 min

Estación: 4 estaciones

Para 4 raciones

El *tzimmes* es un guiso dulce judío. Normalmente, se prepara con zanahoria y, en algunos casos, se le añade carne. En esta receta que te propongo, lo harás con boniato y sin proteína, pero, si te apetece experimentar, creo que una buena opción es utilizar *tempeh*.

INGREDIENTES

› 2 zanahorias

› 2 boniatos

› 2 cucharadas de aceite

› una pizca de sal

› 2 cucharadas de melaza de arroz o miel

› 2 puñados de pasas u 8 ciruelas pasas

ELABORACIÓN

Corta las zanahorias y el boniato en cuadraditos de unos 2 centímetros.

Coloca una cazuela al fuego y, cuando esté caliente, añade el aceite y saltea las zanahorias y el boniato con una pizca de sal durante 10 minutos hasta que se doren ligeramente.

Agrega agua hasta cubrir y la melaza, y cuece durante 20 minutos. Las zanahorias y el boniato tienen que quedar blandos. Incorpora las pasas y cocina 5 minutos más.

Ya lo tienes listo para comer, ya sea en frío o en caliente.

A esta receta le puedes añadir especias como canela, pimienta de Jamaica o cardamomo. Cualquiera de ellas le va perfecta.

Crumble de caqui

Tiempo de elaboración: 40 min

Estación: otoño

Para 4 raciones

El *crumble* es un postre típico de Inglaterra que mi madre hacía en casa cuando yo era pequeña. En esta versión, vas a añadir los frutos rojos fermentados que encontrarás en este libro.

INGREDIENTES

› 400 g de caquis
› 1 cucharadita de canela en polvo
› 4 cucharadas de frutos rojos fermentados
  (ver receta página 48)
› 150 g de harina de trigo integral

› 50 g de harina de almendra o almendras picadas
› 50 g de copos de avena
› 2 cucharada de tahíni o pasta de sésamo
› 50 ml de aceite de oliva

ELABORACIÓN

Pela los caquis y colócalos en un molde de horno. Añade la canela y los frutos rojos fermentados, y mezcla bien.

En un bol, combina la harina de trigo, la de almendra y los copos de avena.

En otro recipiente, mezcla el aceite y el tahíni hasta que se disuelvan y el resultado sea homogéneo. Agrega esta mezcla al bol de los ingredientes secos y vuelve a combinar bien. Debe quedar todo impregnado de forma uniforme.

Vierte esta mezcla sobre los caquis y mete en el horno precalentado a 160 °C durante 30 minutos.

El *crumble* debe quedar dorado, y los frutos rojos como una compota de frutas.

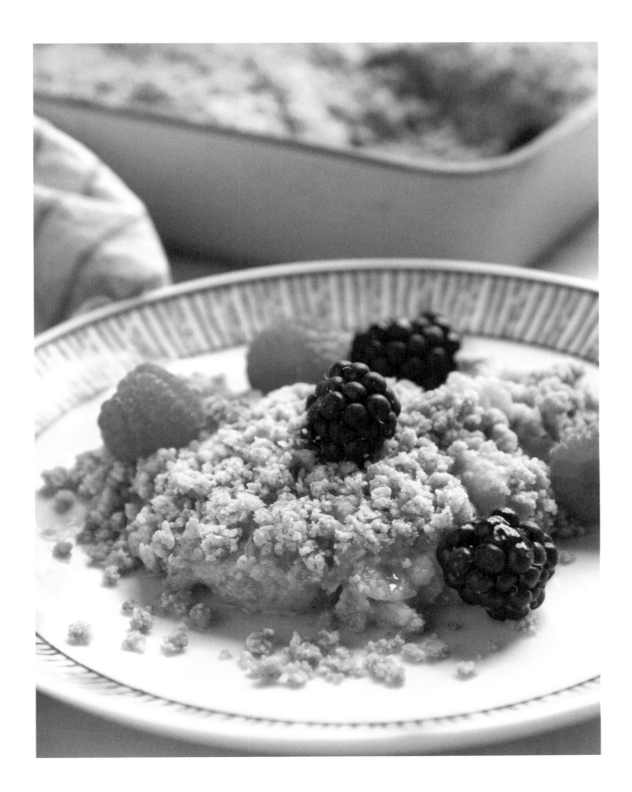

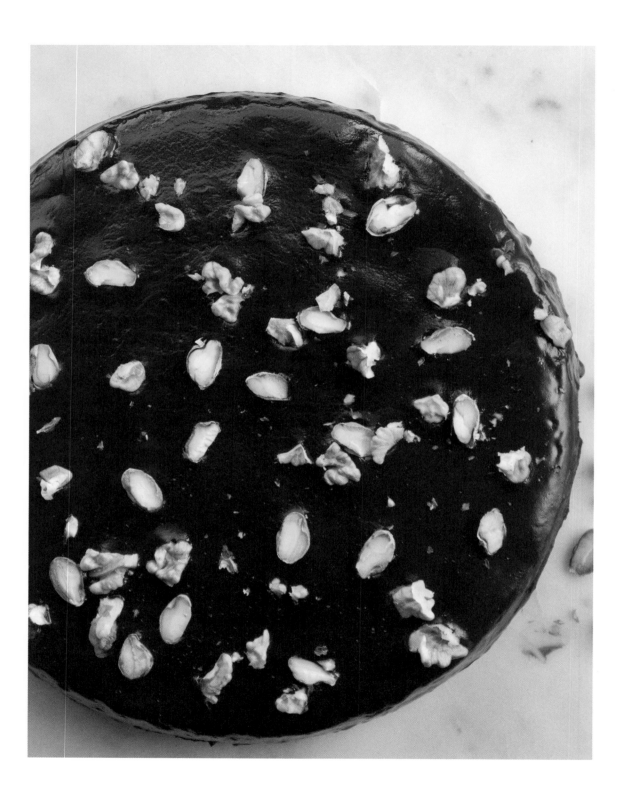

Bizcocho de chucrut

Tiempo de elaboración: 1 h
Estación: 4 estaciones
Para 8 raciones

Sí, has oído bien, ¡se puede hacer bizcocho con chucrut! Es más, es un postre típico alemán y el resultado no te dejará indiferente. Te recomiendo que lo pruebes también con otros fermentados —de zanahorias, por ejemplo— y me cuentes qué tal.

INGREDIENTES

› 100 g de chucrut escurrido
› 220 g de harina integral
› una pizca de sal
› 1 cucharadita de bicarbonato o levadura para pastelería
› 50 g de harina de almendras
› 1 cucharadita de extracto de vainilla

› 125 ml de aceite de oliva
› 2 plátanos
› 200 ml de melaza de arroz
› 125 ml de bebida vegetal
› 1 tableta de chocolate
› 25 ml de nata de avena
› 50 g de nueces y pistachos picados

ELABORACIÓN

Escurre el chucrut y pícalo bien fino. Reserva.

En una ensaladera, combina la harina, la sal, el bicarbonato, la harina de almendras y el extracto de vainilla, y remueve hasta conseguir una mezcla homogénea.

Por otro lado, bate el aceite, los plátanos, la melaza y la bebida vegetal hasta que los plátanos queden bien finos.

Junta ambas preparaciones anteriores de ingredientes secos y húmedos, y remueve hasta conseguir una masa sin grumos. Agrega el chucrut y sigue removiendo para que quede todo bien integrado.

Mete la mezcla en el horno previamente calentado a 180 °C y cocina durante 45 minutos.

Mientras tanto, funde el chocolate junto con la nata de avena en una cazuela. Hazlo a fuego muy bajo y removiendo constantemente.

Una vez hayas sacado el bizcocho del horno y esté ligeramente frío, vierte la cobertura sobre él, y luego esparce por encima las nueces y los pistachos picados.

Melón macerado en *shio koji*

Tiempo de elaboración: 35 min

Estación: verano

Para 4 raciones

Esta receta te va a sorprender. La mezcla de sabor dulce y salado me ha parecido exquisita desde que era pequeña. Puedes prepararla con cualquier fruta; eso sí, te recomiendo que sea bien dulce para que el contraste sea mayor.

INGREDIENTES

› 4 rodajas de melón maduro

› 1 cucharada de *shio koji*

› ½ limón

› 4 clavos

› 1 cucharadita de pimienta de Sichuan

ELABORACIÓN

Asegúrate de que el melón que has elegido está bien maduro. Quítale la piel, córtalo en trozos de 1 centímetro aproximadamente y ponlo en una ensaladera.

Aparte, mezcla el *shio koji* con el limón hasta que queden bien disueltos, añade el clavo y la pimienta, y viértelo todo sobre el melón troceado.

Deja que macere unos 30 minutos en la nevera.

Puedes servir con un poco de canela molida y unos frutos rojos.

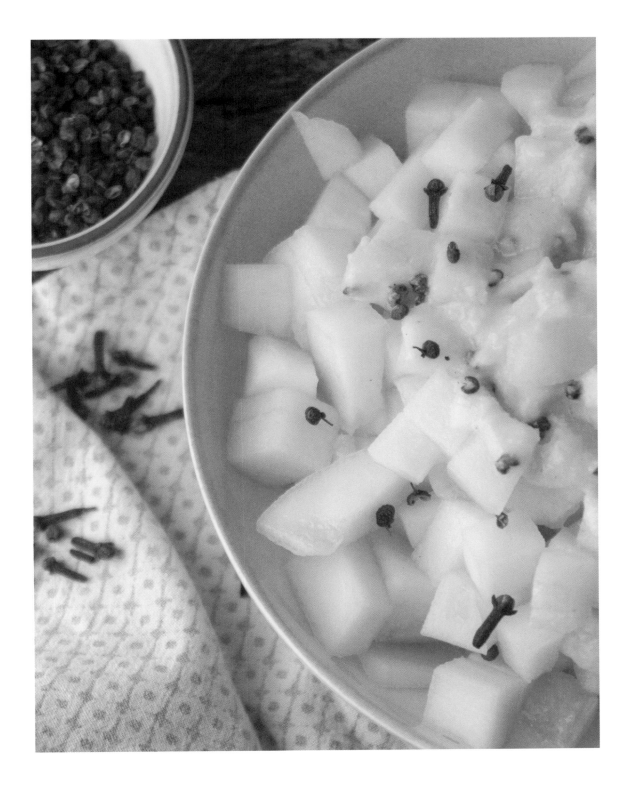

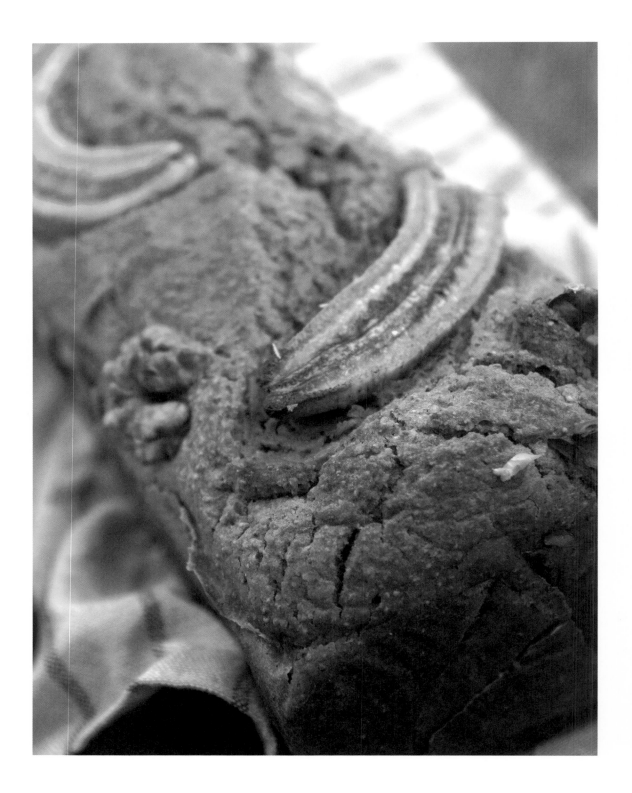

Pan de plátano sin gluten

Tiempo de fermentación: 24 h
Tiempo de elaboración: 20 min
Estación: 4 estaciones
Para 8 raciones

Esta es una buena opción como postre, pero también como desayuno o picoteo. Al estar fermentado de forma natural, aprovecharás todos los nutrientes del pan y disfrutarás de su dulce sabor.

INGREDIENTES

› 250 g de sarraceno en grano
  (con 250 ml de agua)
› 50 ml de bebida vegetal
› 3 plátanos maduros
› 100 g de harina de arroz

› 50 g de melaza de arroz o sirope de agave
› 1 cucharadita de canela en polvo
› 50 g de semillas de amapola
› 100 g de nueces

ELABORACIÓN

Mezcla el sarraceno con el agua y déjalo en remojo durante 12 horas. Pasado este tiempo, escúrrelo y lávalo con abundante agua.

Añade la bebida vegetal al sarraceno y bate hasta que quede lo más fino posible para que no haya grumos en el pastel.

Haz una marca en el recipiente a la altura donde llegue la masa y déjala reposar 24 horas. Verás que la masa va creciendo y aparecen burbujas. Es una buena señal: está fermentando.

Cuando la masa casi haya duplicado su tamaño, añade los plátanos, la harina de arroz, la melaza y la canela, y bate hasta que los plátanos queden completamente disueltos.

Incorpora las semillas de amapola y las nueces troceadas, y mezcla. Puedes guardar unas nueces para decorar.

Precalienta el horno a 180 °C. Pon papel vegetal en la bandeja o molde para evitar que se pegue, vierte la masa y hornea durante 45 minutos.

Helado de melocotón asado

Tiempo de elaboración: 40 min

Estación: verano

Para 8 raciones

Los helados siempre son un postre muy apetecible en verano. Si, además, los elaboras con ingredientes de calidad, te ayudarán a gozar de buena salud.

INGREDIENTES

› 400 g de melocotones

› 400 ml de yogur de soja

› 2 cucharadas de puré de almendras

› 1 cucharadita de miso

› 4 cucharadas de melaza de arroz o sirope de agave

› ¼ de cucharadita de vainilla

› ¼ de cucharadita de canela

ELABORACIÓN

En una bandeja de horno, coloca los melocotones enteros y ásalos a 160 °C durante 30 minutos. Deben quedar tan blandos como para que se puedan desmenuzar con las manos. Esto dependerá del punto de maduración, así que, si están aún un poco verdes, quizá tengas que dejarlos más tiempo en el horno.

Una vez cocinados, córtalos en pedazos pequeños y congélalos (el tiempo dependerá del congelador; en el mío, tardan 12 horas).

Bate el yogur de soja, el puré de almendras, el miso, la melaza, la vainilla, la canela y los melocotones congelados hasta conseguir una pasta homogénea.

Si te gusta la textura más compacta, mete el helado resultante en el congelador unas cuantas horas más.

Puedes servirlo con unas hojas de albahaca por encima; verás qué combinación tan buena.

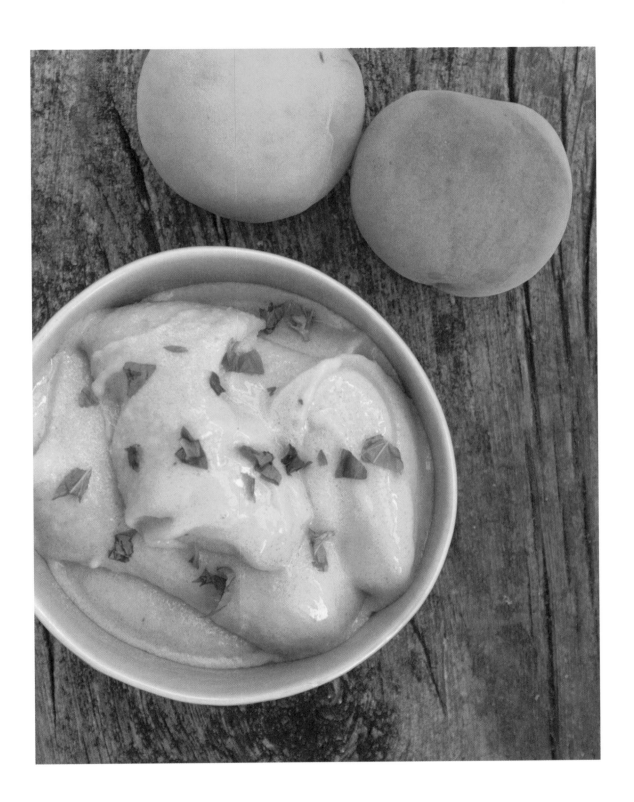

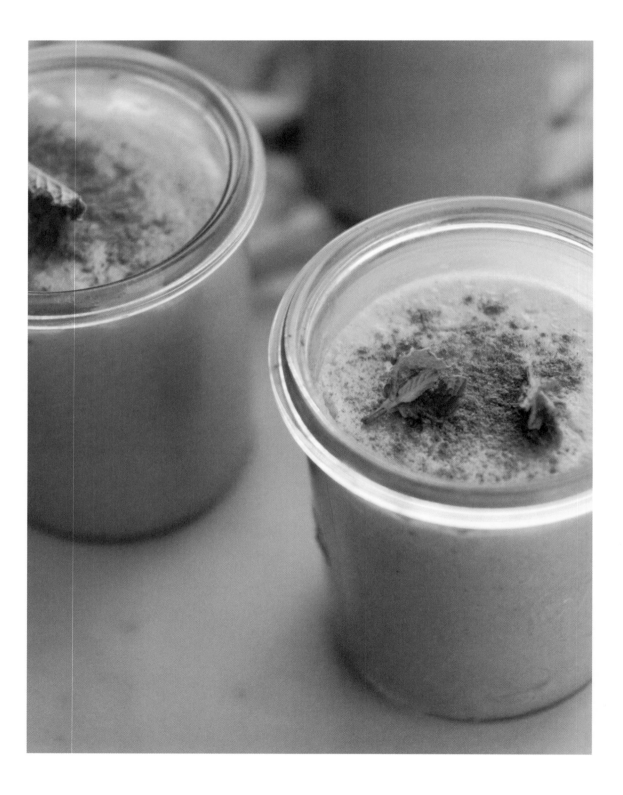

Crema de naranjas asadas

Tiempo de elaboración: 40 min

Estación: otoño e invierno

Para 4 raciones

Las naranjas son un cítrico muy común durante el invierno. Puedes hacer grandes recetas con ellas; por ejemplo, esta crema.

INGREDIENTES

› 6 naranjas
› 150 ml de *amasake*
› 1 cucharadita de canela
› 1 cucharada de maicena
› 1 cucharadita de crema de cacahuete

ELABORACIÓN

Pela las naranjas y quítales toda la parte blanca que las recubre. Ponlas en una bandeja y hornéalas a 160 °C durante 30 minutos.

Una vez cocinadas, ábrelas y sácales las pepitas. Tritúralas con la batidora y cuélalas para eliminar las fibras y que la textura sea fina.

Añade el *amasake*, la canela, la maicena y la crema de cacahuete al vaso de la batidora y mezcla hasta que todos los ingredientes queden bien integrados.

Pon una cazuela al fuego, vierte la mezcla y cocínala a fuego bajo hasta que veas que la maicena va creando una textura cremosa. Esto sucederá unos 5 minutos después de que haya comenzado a hervir. Remueve continuamente para que no se pegue al fondo.

Sirve la crema en vasos individuales y deja enfriar. Puedes decorar con tiras de piel de naranja y canela en polvo por encima.

Crema de fresas
y almendras fermentadas

Tiempo de fermentación:

24 h + 6 h

Tiempo de elaboración: 5 min

Estación: primavera y verano

Para 4 raciones

Para mí, esta receta es una especie de imitación de un postre que la mayoría tomábamos cuando éramos pequeños. Es mi versión vegana y fermentada, muy similar a la original, y está deliciosa.

INGREDIENTES

› 100 g de almendras sin piel
› 100 ml de *kombucha*
› 100 g de puré de almendras
› 300 g de fresas
› 4 cucharadas de melaza de arroz

ELABORACIÓN

En una ensaladera, pon las almendras en remojo con la *kombucha* y deja reposar durante 24 horas.

Al día siguiente, escúrrelas y bátelas junto con el puré de almendras, las fresas y la melaza hasta que quede una mezcla lo más fina posible.

Reparte la crema en vasitos y déjala 6 horas a temperatura ambiente. Guarda la preparación en la nevera y consúmela cuando te apetezca.

Puedes guardar alguna fresa para picarla y ponerla por encima a modo de decoración.

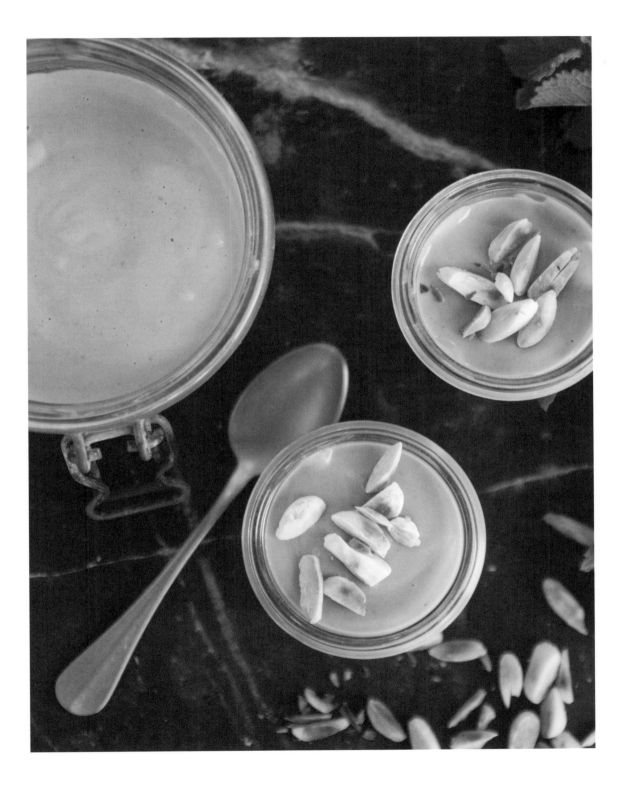

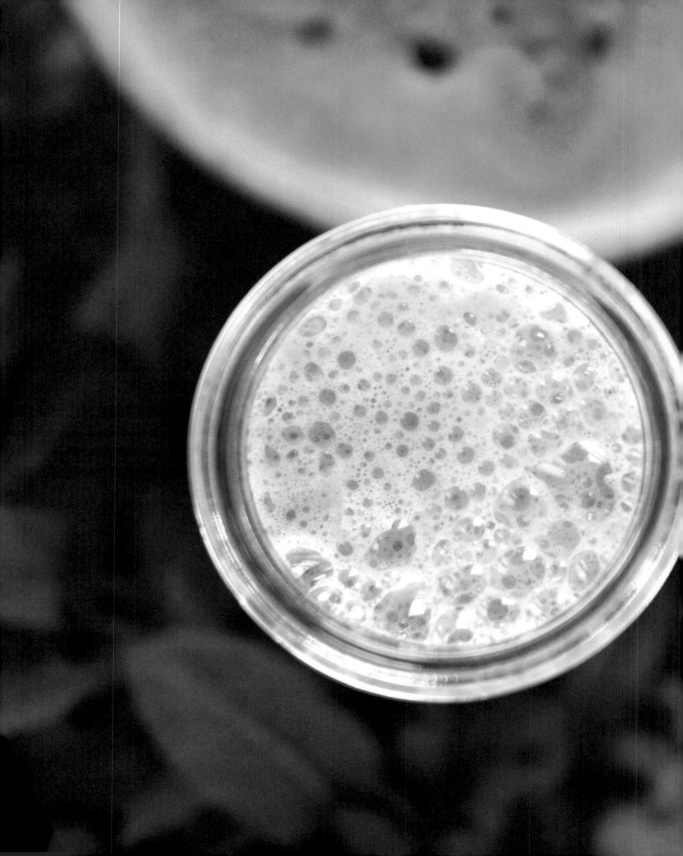

Recetas

Bebidas

Smreka

Tiempo de fermentación: 15 días
Tiempo de elaboración: 5 min
Estación: 4 estaciones
Para 4 vasos

Esta bebida, típica de los Balcanes, se elabora a base de enebro y tiene un delicioso sabor a esta planta leñosa. Estas bayas son sencillas de encontrar, pero te recomiendo que siempre vayas con un guía cuando recojas alimentos silvestres para asegurarte de que no te equivocas de fruto. También se venden en las herboristerías.

INGREDIENTES

› ½ limón (la piel)
› ½ cucharada de azúcar
› 1 litro de agua
› ¼ de taza de bayas de enebro negras secas

ELABORACIÓN

Esta receta fermenta gracias a las levaduras presentes de forma natural en las bayas de enebro. El tiempo de elaboración variará dependiendo de la cantidad que contengan.

Pon la piel de limón limpia, el azúcar, el agua y las bayas de enebro en un bote de cristal. Déjalo sin cerrar, pero tapado para que no entre polvo ni suciedad durante los 10-15 días que permanecerá a temperatura ambiente. Remueve el contenido cada 1 o 2 días.

Poco a poco, el agua irá adquiriendo un color amarillento y las semillas se irán decantando.

Si ves que esto no sucede, añade una cucharadita más de azúcar para activar la fermentación. No te preocupes, esta azúcar se la comerán los microorganismos. Una vez la bebida obtenga el tono amarillo, cuélala y ya te la puedes tomar.

Si te parece muy fuerte, puedes diluirla con un poco de agua.

Tradicionalmente, el *smreka* es una bebida no carbonatada.

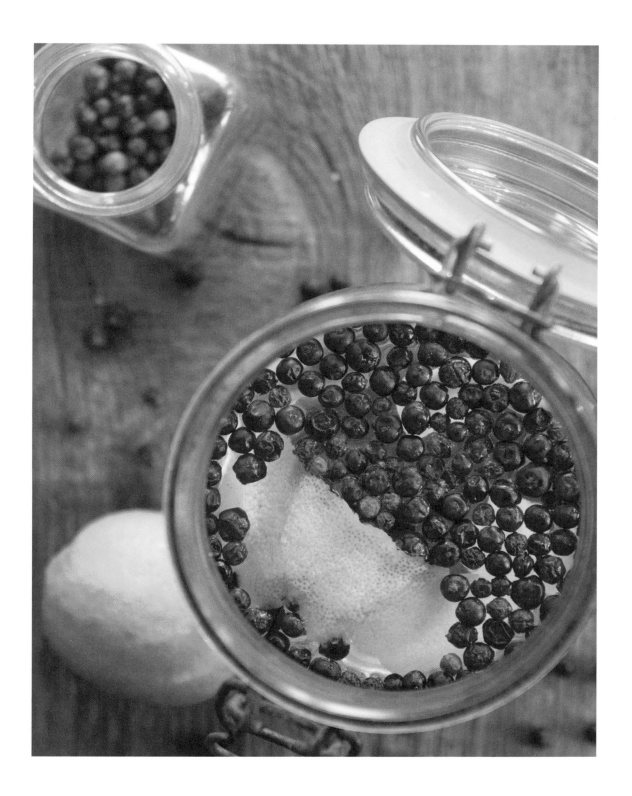

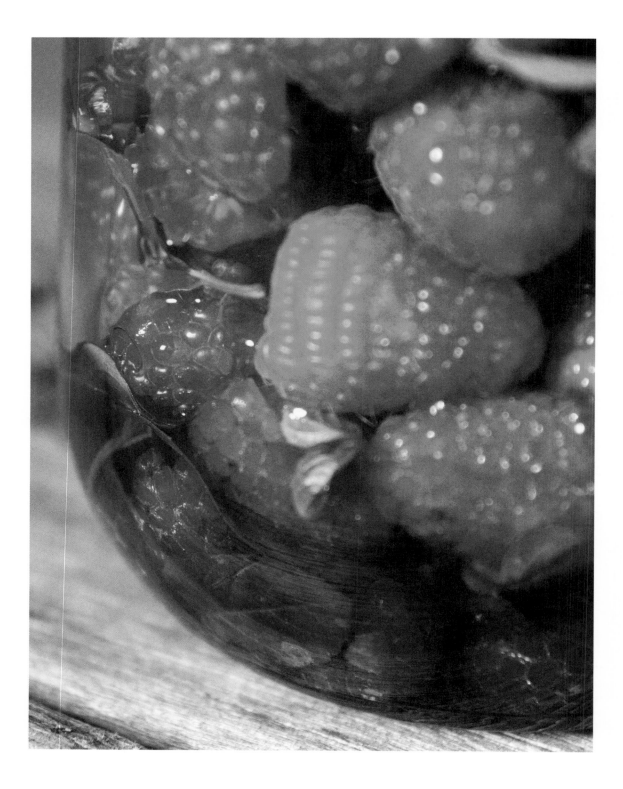

Shrub

Tiempo de fermentación: 7 días
Tiempo de elaboración: 10 min
Estación: primavera y verano
Para 8 raciones

Originalmente, esta bebida se utilizaba para conservar frutas durante largos periodos de tiempo. Se elabora con vinagre y concentrado de frutas, y se dice que es un elixir que alarga la vida.

INGREDIENTES

› ½ kg de frambuesas
› ½ manojo de hojas de menta
› 75 ml de concentrado de manzana líquido
› 75 ml de vinagre de sidra o de manzana

ELABORACIÓN

Lava las frambuesas y elimina las hojas. Córtalas en dos trozos (o cuatro si son muy grandes) y colócalas en un recipiente de cristal junto con las hojas de menta limpias.

Agrega el concentrado de manzana a la mezcla anterior y tapa el recipiente para que no entre polvo ni suciedad. Deja reposar en la nevera durante 1 o 2 días.

Pasado este tiempo, cuela el líquido resultante de escurrir las fresas y mézclalo con el vinagre.

Remueve bien y viértelo de nuevo con las fresas y la menta en el bote. Tápalo con film transparente y guárdalo en la nevera durante 5 días.

Transcurridos estos días, con la ayuda de un colador o de una tela de algodón, escurre bien el líquido, apretando para sacar todo el jugo.

El *shrub* se mezcla con otras bebidas —kéfir de agua, *kombucha* o la que más te guste— porque solo tiene un sabor muy fuerte.

Kéfir de agua cuatro estaciones

Tiempo de fermentación: 24 h
Tiempo de elaboración: 5 min
Estación: 4 estaciones
Para 4 raciones

Si tienes kéfir de agua, seguramente has comprobado todos sus beneficios. Y, si todavía no lo tienes, debes saber que es una bebida probiótica maravillosa y muy fácil de preparar. Te dejo algunas ideas para hacer la segunda fermentación de tu kéfir de agua con los ingredientes que se encuentran en las diferentes estaciones.

INGREDIENTES

Para el kéfir de primavera

› 1 litro de kéfir de agua
› 2 ramas de menta
› ½ limón (la piel)
› 50 g de arándanos
› 20 ml de concentrado de manzana

Para el kéfir de verano

› 1 litro de kéfir de agua
› 50 g de menta
› 100 ml de zumo de sandía

Para el kéfir de otoño

› 1 litro de kéfir de agua
› 2 ramas de romero
› 100 ml de zumo de uva fresca

Para el kéfir de invierno

› 1 litro de kéfir de agua
› 1 remolacha
› 3 cm de jengibre
› 1 naranja (la piel)

ELABORACIÓN

Una vez tengas preparado el kéfir de agua, viértelo en una botella y añade los ingredientes de la receta de cada estación. Cierra la botella herméticamente y deja fermentar a temperatura ambiente durante 24 horas.

Métela en la nevera para detener la fermentación.

Si no consigues que tu kéfir salga carbonatado, prueba a añadir media cucharadita de azúcar y asegúrate de que la botella que utilices cierre herméticamente.

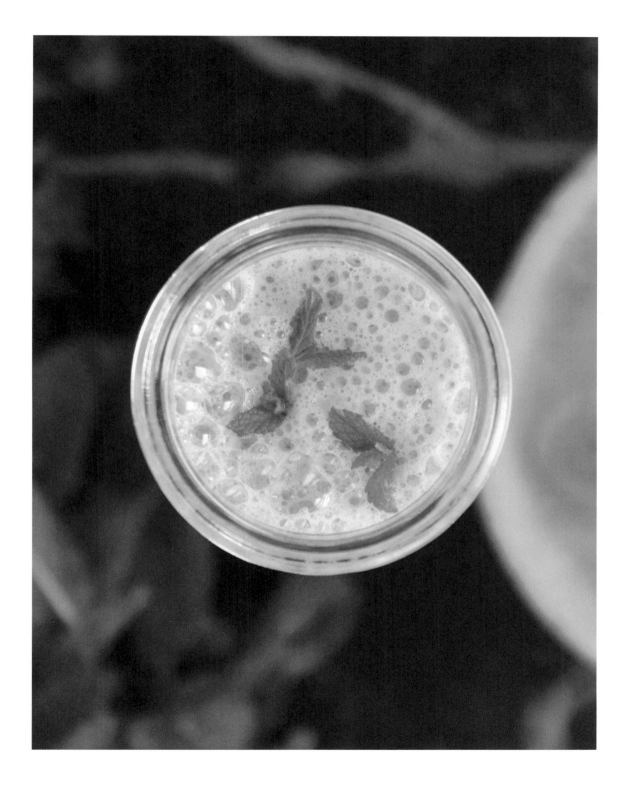

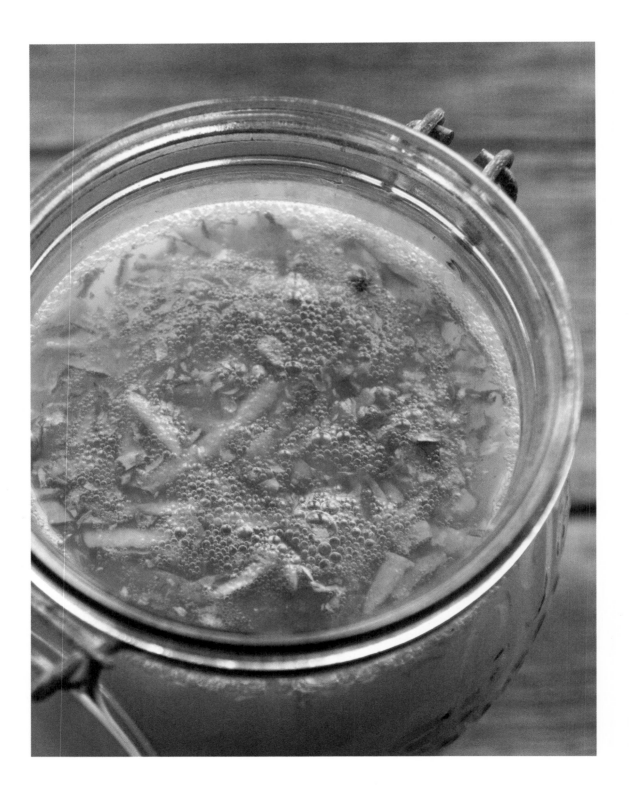

Fly de boniato

Tiempo de fermentación: 5-6 días
Tiempo de elaboración: 10 min
Estación: 4 estaciones
Para 4 raciones

Es una bebida típica de Guyana; allí se encuentra en todas partes. Es muy fácil de preparar y, además, se puede elaborar durante todo el año, ya que el boniato está siempre disponible.

INGREDIENTES

› 1 litro de agua
› 125 g de azúcar
› 125 g de boniato
› 4 cm de jengibre

ELABORACIÓN

Si dispones de un iniciador, como una madre de jengibre, *kombucha* o kéfir de agua, podrás preparar esta receta más rápidamente. Si no tienes, no te preocupes; solo tardará unos días más en fermentar.

En un bote de 2 litros aproximadamente, disuelve el agua y el azúcar. Ralla el boniato y el jengibre, y agrégalos. Cierra con una gasa, tela de algodón o filtro para cafetera y sujeta con una goma. Remueve cada día la mezcla e irás viendo cómo salen burbujas: esta es la maravillosa señal de que la fermentación está activa.

Una vez veas las primeras burbujas, puedes empezar a probar la bebida hasta que des con el sabor que más te guste. Cuanto más tiempo la dejes fermentar, menos contenido en azúcar tendrá, así que ajústala a tu gusto.

Una vez la obtengas, cuélala y embotéllala. Si la cierras herméticamente y la fermentación sigue activa, conseguirás una bebida carbonatada que está divina fría.

Champán de rosas

Tiempo de fermentación: 5 días
Tiempo de elaboración: 5 min
Estación: primavera y verano
Para 6 raciones

Las flores y frutos silvestres contienen levaduras de forma natural, así que son perfectos para elaborar bebidas fermentadas. Lo más importante es asegurarte de que son aptos para el uso culinario. Para hacer esta receta, necesitarás rosas, que son fáciles de conseguir y tienen un aroma divino.

INGREDIENTES

› 1,5 litro de agua
› 150 g de azúcar
› 1 naranja (la piel)
› 8 semillas de cardamomo
› 3 flores de rosas

ELABORACIÓN

En un envase de cristal de unos 2 litros, vierte el agua y disuelve bien el azúcar en ella.

Ralla la piel de naranja, con cuidado de no coger la parte blanca para no amargar, y añádela.

Agrega las semillas de cardamomo y los pétalos de las rosas, y mezcla bien. Asegúrate de que los pétalos quedan bien empapados de agua.

Tapa el envase con una gasa, una tela de algodón o un filtro de café y sujeta con la ayuda de una goma. Remueve cada día. Una vez veas burbujas, deja fermentar 3 días más.

Cuela el líquido resultante y guárdalo en una botella con cierre hermético. Mételo en la nevera y tómalo frío. Ten en cuenta que, al abrirlo, puede que se salga el líquido como si fuera champán.

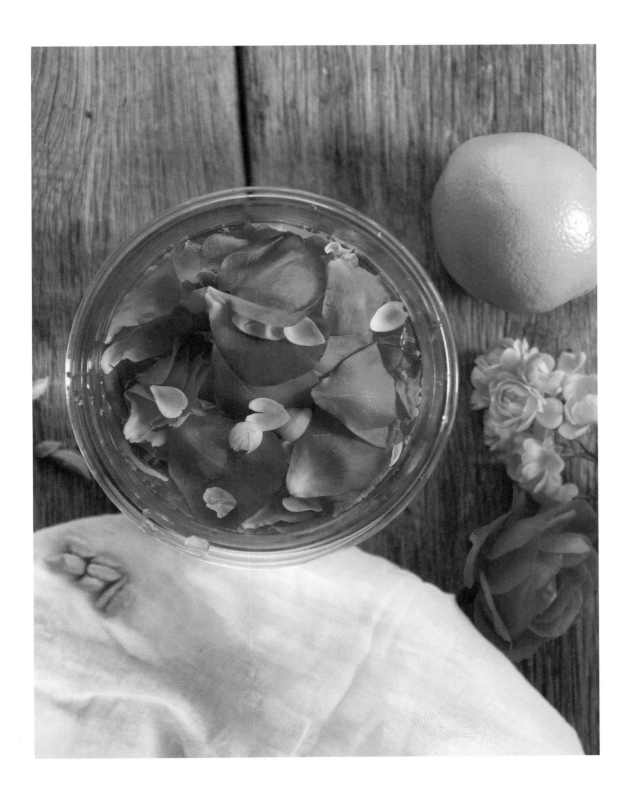

Índice de recetas

Desayunos

Picoteo

Sopas y cremas

Ensaladas

Platos principales

Aliños y salsas

Postres

Bebidas

Índice de ingredientes